医者仁心 师者正道

国家出版基金项目
NATIONAL PUBLICATION FOUNDATION

柴嵩岩
中医妇科临床经验丛书

总主编　柴嵩岩

黄玉华　编著

柴嵩岩
妇科用药经验

中国中医药出版社
·北京·

图书在版编目（CIP）数据

柴嵩岩妇科用药经验 / 黄玉华编著 . —北京：
中国中医药出版社，2020.6（2022.10重印）
（柴嵩岩中医妇科临床经验丛书）
ISBN 978-7-5132-5920-0

Ⅰ.①柴…　Ⅱ.①黄…　Ⅲ.①中医妇科学—用药法
Ⅳ.① R271.1

中国版本图书馆 CIP 数据核字（2019）第 275879 号

中国中医药出版社出版

北京经济技术开发区科创十三街 31 号院二区 8 号楼
邮政编码　100176
传真　010-64405721
河北省武强县画业有限责任公司印刷
各地新华书店经销

开本 710×1000　1/16　印张 16.5　彩插 0.5　字数 225 千字
2020 年 6 月第 1 版　2022 年 10 月第 2 次印刷
书号　ISBN 978 – 7 – 5132 – 5920 – 0

定价　68.00 元
网址　www.cptcm.com

服 务 热 线　010-64405510
购 书 热 线　010-89535836
维 权 打 假　010-64405753

微信服务号　zgzyycbs
微商城网址　https://kdt.im/LIdUGr
官 方 微 博　http://e.weibo.com/cptcm
天猫旗舰店网址　https://zgzyycbs.tmall.com

如有印装质量问题请与本社出版部联系（010-64405510）

《柴嵩岩中医妇科临床经验丛书》总编委会

总主编：柴嵩岩

编　委：（按姓氏笔画排序）

丁　毅　　王伏声　　华　苓

吴育宁　　佟　庆　　张巨明

黄玉华　　滕秀香　　濮凌云

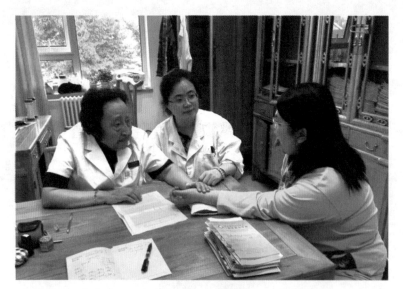

徒弟黄玉华（中）跟老师柴嵩岩（左一）侍诊

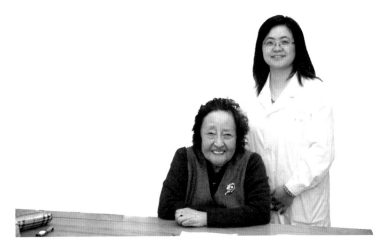

徒弟黄玉华（右）与老师柴嵩岩（左）

王序

"人有向上向善之心，总有为他人做点事之情"，这是已进入耄耋之年的中医老专家柴嵩岩的夙愿。她为了把60多年积累的经验总结梳理出来，不避寒暑，不顾疲劳，秉烛笔耕10多年，指导学生帮助她将中医妇科临床经验编辑为10册丛书。看着她书桌上那一笔一画撰写和反复修改的堆积盈尺的书稿，眼前便会浮现出柴老满头白发、埋首书案的身影，她的勤奋和执着令我们敬佩。

时间是宝贵的，精神是无价的。从柴老这套用心血凝成的丛书中，我们看到她"无欲无求"的无私奉献；看到她"誓愿普救含灵之苦"的"大慈恻隐之心"；看到她救死扶伤，手到病除的高超医术；看到她渴望中医后继有人，祈盼他们苗壮成长的拳拳热望；也看到她孜孜以求、精益求精、实事求是、一丝不苟的科学态度。这种精神就是我们倡导的，人们崇尚的大医精神，就是我们的中医之魂。

人才是宝贵的，像柴老这样的专家更是我们的国宝。能把他们的经验，以中医理论整理出来，继承传播下去，是民族的责任，也是世界的福音，而这经验必将随着历史的进程，随着医学科学的发展，越来越显现出其不可替代、无可比拟的价值，相对于时空的流逝，我们怎样估价都不过高，这也是我们中医人为之呕心沥血、前赴后继、倾心投入、顽强奋争的根本原因。尽管回首过去我们历尽坎坷，展望前景仍将困难重重，但是我们坚信，道路是曲折的，前途是光明的，未来的医学展现在我们面前的必然是关不住的满园春色，而中医，恰是这个大花园中最醒目、最艳丽的一枝奇葩。

每当我看到大家为振兴中医而做出的努力，都会被深深感动，中医事业太需要这样的努力，太需要这样努力的志士。为此，我借柴老的丛书面世之际，写了上面的话，与大家共勉。

王国辰

2019 年 5 月

屠序

　　《柴嵩岩中医妇科临床经验丛书》要出版发行了。

　　耄耋之年的柴嵩岩先生，饱谙对中医妇科学的智慧感悟，率众继承人撰写这套丛书，是 60 余年杏林生涯的心血撷菁。

　　我们翩翩自乐于丛书的出版，因为在中医学的医学宝库中，国医大师柴嵩岩又续新的篇章，中医药事业薪火相传。

　　大师常说，我是站在巨人的肩膀上成长的。大师青年时期师承近代伤寒大师陈慎吾，学习中医经典及临床技能；获得医师执业资格后考入北京医学院"首届全国中医药专门研究人员班"，师从现代名医吴阶平、严仁英，接受西医学理论及方法论学习；20 世纪 50 ～ 60 年代，毕业后再与京城名医刘奉五、郗霈龄、祁振华、姚正平等共事于北京中医医院，受多位名家影响。这样的成长之路，使大师日后脱颖而出，形成"柴嵩岩中医妇科学术思想及技术经验知识体系"时，博采众长，兼容并收，临床实用。既有中医学师承的烙印，又体现出辩证唯物主义物质观、发展观、整体观的科学理念。

大师常说，医者要有视野与格局。医者行医，是对人的观察与研究。在相当长一段时间内，医者学的是技术，但要学"出来"，终究靠的不是单纯的医学技术。大师提倡做"杂家"，知天下事，关注经济学、政治学、法学、伦理学、历史学、社会学、心理学、教育学、管理学、人类学、民俗学、新闻学、传播学等一系列学科的动态与发展，正所谓"功夫在身外"。

大师一生怀感恩之心。感恩社会给予的成长环境，感恩前辈铺平的成长道路，感恩患者造就的成长机会，感恩团队、同道的协作铸成个人成就。

人说，万事皆有因。有信念，就有态度，就有行为，就产生结果。

我眼中的大师大概就是这样：宽以容人，厚以载物。博学成医，厚德为医，谨慎行医。

让我们细细品读《柴嵩岩中医妇科临床经验丛书》吧。

2019 年 12 月

刘序

　　我认识柴老是在多年以前，那时的她在业界和社会上已是相当有名，全国各地求诊的患者络绎不绝。由于工作繁忙，我们每次谈话都很仓促，记得柴老谈得最多的是对专业发展的思考，她"想做的事情很多"，而我总是叮嘱她要保重身体。转眼间，柴老以85岁高龄获得宋庆龄樟树奖，这是妇幼事业的终身成就奖。在颁奖致辞中，柴老提及治愈病患喜得贵子的喜悦，也谈及对妇科疾病日益增多的担忧，语言平实却感人至深，我想那是内心真感情的流露，里面"孕育"有几十年的大爱，我认为在那一刻，柴老的理想和生活达成了统一，内心是幸福和满足的，正如她自己所言这是一种"低调的殷实"。柴老60余年厚积薄发，问鼎国医大师的事业和人生之巅，此时她最大的心愿莫过于中医事业的传承，把自己的学术经验留给医院、留给后学，救助更多病患于苦难，所以总结著述是柴老多年的夙愿。经过柴老及其学术团队医师们的努力，《柴嵩岩中医妇科临床经验丛书》喷薄而成。其中，柴氏中医妇科理论体系完整，临床经验涉猎广

泛，既秉承了经典中医精髓传承，又包含了现代医学视野，是北京中医医院学术传承的代表之作，值得同道和后学很好地品读。

　　值此著作出版之际，特向几十年如一日奋斗在中医妇科临床上的柴嵩岩前辈致敬！

2019 年 5 月

柴序

科学是有连续性和继承性的，特别是中医学，它具有很强的实践性，具有深厚的文化底蕴，是我们中华民族独有的医学科学体系。中医学随着数千年的中国历史进程，在不断发现、积累、充实、整理的过程中，经过无数次的实践验证而日臻完善。中医学与我们这个古老民族的健康与繁衍相帮相伴，为中华民族的发展创下永难磨灭的历史功勋，是我们中华民族文化宝库中弥足珍贵的瑰宝。

在浩如烟海的中医典籍中，中医妇科学以其独特的文化视角、服务人群和实践特征崭露头角，经过无数先辈的梳理演绎、分析组合，形成一个独立的医学体系。其已经成为维护广大妇女健康的基石，并具有无限发展的前景。中医妇科学是一门完整的学科，它的特点是以深厚的中医理论为基础，依据妇女特有的生理、病理、心理特点，结合现代医学的客观状态描述，进而分析查找病因病机，综合辨证施治。中医妇科学在长期不断的实践中，探索自身规律，丰富完善理论和实践体系，是具有强大生命力的医学科学。

我在中医妇科临床一线奋斗了60余年。在60余年的学习工作中，我们看到了时代的进步、科学的普及和人们观念的更新，同时也看到由于生活习惯、社会环境、工作特色发生了太多的变化，从而引起新的疾病和人们新的痛苦。这给我们带来了新的困惑，但也是人类历史上不可避免的，了解、战胜这些疾病成为我们医务工作者不可推卸的责任。

出于职业的责任感及对妇女同胞的同情和关爱，也出于对中医的执着，我们不断地去思考，去探索，去寻求答案。正是在这个过程中，我们再度被中医传统理论所折服。中医古籍中关于"内因""外因""不内外因"实乃导致疾病发生之因的精辟论述，揭开了现代疾病的神秘面纱，指导我们再度攀上攻克疑难的高峰。中医传统理论没有过时，它是真正的不朽之作，在这条路上，我们学无止境。对中医的热爱，是我们永藏心底不变的情结。

在中医妇科临床一线的日夜实践中，我们秉承先辈们的高尚医德，体会领悟他们的经验理论，同时也在积累着对妇女特性和疾病的认知，提高着治疗和调理疾病的能力。我们把从中得到的点滴体会汇集起来，编撰了《柴嵩岩中医妇科临床经验丛书》。

本套丛书共10册，包括柴嵩岩中医妇科学术思想荟萃、柴嵩岩中医妇科舌脉应用、柴嵩岩妇科用药经验、柴嵩岩异常子宫出血治验、柴嵩岩妊娠期常见疾病治验、柴嵩岩子宫内膜异位症治验、柴嵩岩多囊卵巢综合征治验、柴嵩岩卵巢早衰治验、柴嵩岩不孕不育症治验及柴嵩岩妇科疑难验案实录等理论和临床经验。各分册以中医理念贯穿全书，综合多方文献资料和经验，以妇科临床常见病、多发病、疑难病为主，同时根据临床实际，将一些专题性的内容独立成册。例如在妇科用药经验分册中，强调依据不同疾病、体质和周期的用药基础，突出个性化药物选择的用药原则；在中医妇科舌脉应用分册中，揭示了舌象与疾病之间特殊的相关性，我们从 20 世纪 50 年代起即以舌象为诊断和用药的重要依据，并与学生用了近 40 年的时间收集、整理了相关资料近 3000 份。由于我们编写团队一直奋斗在临床一线，所以丛书的重点在临床，有相对较多的实践资料，具有较强的临床可操作性。供临床医师参考、为中医临床服务，正是本套丛书编写的宗旨。由于编写经验不足和时间有限，若书中存在疏漏之处，还请广大同道提出宝贵意见，以便再版时修订提高，我和我的学生们向大家致以诚挚的感谢！

柴嵩岩

2019 年 5 月

前言

2008 年，我有幸成为全国第四批老中医药专家学术经验继承工作指导老师、著名妇科专家柴嵩岩的学术继承人。从跟师的第一天起，柴师在指导和督促我们学习中医经典理论的同时，还从望、闻、问、切等中医基本功教起，通过诊间片语提点和诊后小讲课等方式，把自己几十年积累的对病、对证、对症、对药的经验和心得，以及通过各种方式了解和学习到的新知识，倾囊传授给我们。

南齐医家褚澄在《褚氏遗书·辨书》中言："博涉知病，多诊识脉，屡用达药。"跟师过程中我对这几句话感受颇深。柴师经常说："好的中医大夫不应当仅仅是一位专家，还应当是一位杂家。"所谓的"杂"，指的是对人文、与生活息息相关的时事、与地域相关的饮食生活习惯特点和职业特点等的了解。这些知识有助于我们认识和探求疾病发生、发展及转归的可能性，有时甚至会影响对治疗方案的选择。"知病"和"识脉"是中医辨证论治中"辨证"的内容，辨证准确、疗效理想与否取决于药物的选择是否精当。

药物是连接医生与患者之间的直接桥梁，柴师临证特别注重对各种药物性能的了解和掌握。跟师之初，柴师要求学生必须掌握她常用的药物，比如药物的主治功效、性味归经、用法用量，现代药理研究进展，甚至是药物的栽培加工；对主治功能相似的药物要加以鉴别区分，做到心中有数。

几十年来，柴师自己也是这样身体力行的。曾有保胎患者拿着柴师处方到社区卫生服务中心抄方，社区医生质疑荷叶的用法是否妥当。患者反馈后，柴师并未因是社区医生质疑而置之不理，反而就荷叶的用法用量、现代研究等从古至今彻查一遍，以便复诊时明确告知患者。她不仅对一味常用中药如此用心，对近年来颇为敏感的中药如何首乌等更是务求精确，除查书外，还经常求教中药名家。柴师治学严谨可见一斑，令学生倍感崇敬。正如明代医家皇甫嵩在《本草发明》中所言："医之为道，莫于识药性。药性明，斯能处方用药以应病。如尺度权衡以应物，而毫末不爽焉。"要做到这点，单靠掌握书本中所列举的功能主治、性味归经和用法用量是远远不够的，还有赖于大量临床实践中的反复应用和总结，包括成功的经验和失败的教训。

柴师临床中常用药物的种类涉及面广，不固定且多变，处方中的药味少，药量小。在长达60多年的行医生涯中，柴师逐渐形成了特色鲜明的柴氏风格用药特点和规律。为了让更多的中医药界同仁了解柴师治疗妇科疾病的用药经验，特将其整理成书，也作为跟师学习的一份心得体会。

本书共四章，第一章简要介绍柴师的师承渊源和学术思想；第二章概括柴师用药原则与特点，这两章是理解和掌握柴师用药的基础；第三章选择了70余味柴师临床常用药，每味药按照性味归经、功能主治、经典论述、现代药理研究、柴师论药、柴师临床常用量的顺序进行介绍，性味归经和功能主治参照 2015 年版《中华人民共和国药典》；第四章为妇科常见疾病饮食禁忌与常见食物辨析。

柴师用药灵活多变，临证涉及的药物近 200 种，本书只整理了其中常用的 70 余种，所写内容与老师临证的真正用意在深度和广度上难免有一定距离，待今后在跟师学习中不断总结、提高和补充，以使柴师的妇科用药经验能更好地加以传承，让更多的妇科患者受益。

本书得到柴师首肯，不胜感激。柴师不顾年事已高，对本书内容进行审阅和修改，感动之至，谨致谢忱！

黄玉华

2019 年 5 月

目录

第三章　常用单味药辨析　　　　　　　　　033

第一章

师承渊源与学术思想

第一节　师承渊源

柴师执业初期，正值北京中医医院建院。

1956 年建院的北京中医医院是北京市的第一家中医医院，当时就汇集了京城内外的众多名家，有各科名医数十人，1956 ～ 1959 年不断有各地名医陆续调入，以至于当时的北京中医医院成为拥有包括御医传人、"京城四大名医"传人、北方各流派名医、医界奇葩和自有一技之长的民间怪才等名医最多的医院，如张菊人、赵炳南、王鸿士、关幼波、许公岩、王为兰、夏寿仁、祁振华、姚正平、卢冶忱、王乐平等各科名医，以及妇科名家刘奉五、李鼎铭、王志敏等，可以说是百花荟萃、争奇斗艳，代表了当时中医界的最高水平。

尤为难得的是，那时候的老中医们对自己的经验毫无保留，献技献方。如赵炳南老中医一人献方一百余个，妇科名家王志敏将祖传的子宫丸等外用制剂都无偿捐献给了北京中医医院。这些方药至今仍在临床使用，且效果良好。

柴师执业之初，刻苦好学。医院名医众多，柴师经常找机会伺诊左右。其中，柴师跟师学习时间较长、对柴师影响较大的医家有陈慎吾、刘奉五、祁振华、姚正平等。诸位名家的学术思想、临床经验及医德医风对柴师自身的修养、医疗技术的提高、自己学术思想的形成起到了重要作用。

一、陈慎吾

陈慎吾（1897—1972），字祖望，号绳武，福建省闽侯人，中国近代著名伤寒大家、临床家和中医教育家，北京中医学院（现北京中医药大学）建校伊始之首任伤寒教研组组长，柴师的启蒙老师。陈老出身儒门，幼承庭训，饱读经史，以儒通医。1930年拜河南儒医朱壶山为师，尽得其传。

陈老认为，张仲景确立的辨证论治法则，揭示了证、方、药三者之间的关系。陈老指出："有药无方只能治症，而不能治病；有方无药，不会随证化裁，则不能适应临床变化的需要，所以治病必须有方有药。制方调剂，规律严谨，若有一药之差，或分量之变，则方义不同，治疗亦因之而异。用方应有'方证'。'方证'就是用方的证据，证据既包括了病机，又包括病机反映在外的证候。"陈老认为，《伤寒论》是辨证论治的专书，"辨证"即"分辨证据"，也即分辨主客证、分标本、分寒热、分前后缓急等，若辨证处方正确，则效如桴鼓。

陈老崇尚仲景学说，并灵活运用于临床，如：治因外邪引起的各种急性热病，常用桂枝汤、麻黄汤、桂枝加葛根汤、小柴胡汤、柴胡桂枝汤、白虎汤、承气汤等；把柴胡剂作为一味药用于肝病治疗；治疗脾胃病遵循保胃气原则，善用理中汤、泻心汤、旋覆代赭汤；治疗心系疾患，常用桂枝甘草汤、苓桂术甘汤、炙甘草汤、瓜蒌薤白汤等；在妇科疾病的诊治过程中，常用桂枝汤、四逆散、半夏厚朴汤、温经汤、当归芍药散、桂枝茯苓丸、芎归胶艾汤、桃核承气汤、抵当汤（或丸）等。

陈老在用药方面主张在辨证中认识药物，或参考《神农本草经》等古代本草知识，或参考历代各家见解及近现代中药的研究结果，但最终经由临床实践形成自己独到的理解。如众所周知麦冬是入肺经的，但《神农本草经》谓其理脾。陈老解释说，麦冬"养脾之阴以润肺"，故可用于肺痿、烦热或妇人血少津枯者。再如白术，陈老谓其为"运湿"而非"利湿"之品，故"动水而不伤水"，有"蒸水化气"之功。诸如此类。

作为中医教育家的陈老，由在家授徒（1936年开始）到创办"私立北平中医研究所"（1948），再到1956年中华人民共和国创办北京中医学院后出任首任伤寒教研组组长，一直致力于中医教育事业。陈老非常重视中医经典的教育，自己以讲授《伤寒论》《金匮要略》为主，并自编讲义。此外，他还讲授《黄帝内经》《难经》等经典课程，并亲自带学生实习，将自己的经验毫无保留地传授给学生。1962年陈老见本科学生基础课不够、基本功不牢，联合秦伯未、李重人、任应秋、于道济四老上书卫生部，强调一定要加强中医基础理论的学习和研究。此即"五老上书"。当时提出的"先要继承好，才能有提高"至今仍有现实意义，也是我们师承学习的精髓。

柴师入门之初即得名师教诲，打下了扎实的中医经典基础。陈老的治学态度、学术思想也一直影响着柴师。柴师临床崇尚辨证，重视对药物的追根溯源，以求准确理解和把握的特点，处处可见陈老教诲的烙印。

二、刘奉五

刘奉五（1911—1977），名同育，著名妇科专家，北京市人。幼年学医，曾拜名医韩一斋为师，24岁在北京悬壶应诊。1955年调任北京中医医院妇科工作。刘老学识渊博，医术精湛，医德高尚，学术上主张衷中参西、兼收并蓄中西医学各自的长处，希望能将中医的八纲辨证、脏腑辨证、气血辨证等与西医妇科内分泌理论结合起来，以提高诊治疾病的效果。其代表作《刘奉五妇科经验》很好地总结了刘老的学术思想及临床经验，几乎是每位中医妇科医生的必备之书。

　　刘老认为，肝、脾、肾三脏为与妇科关系最为密切的三脏，五脏功能异常是妇科病证的关键所在，并提出治疗妇科疾病的"治肝八法"（疏肝调气、清肝泻火、清肝平肝、抑肝潜阳、镇肝息风、养血柔肝、化阴缓肝、暖肝温经）、"治血八法"（活血化瘀法、破瘀散结法、养血活血法、清热凉血法、养阴化燥法、温经散寒法、益气养血法、滋阴养血法）及根据金水相生之理提出的补肺益肾法，创制了四二五合方、凉血止衄汤、清肝利湿汤、安胃饮、清眩平肝汤、解毒内消汤等自己的经验常用方。

　　刘老对肺肾的关系有着深刻的理解，认为肺主治节，能够输精布化，肺气的虚实能够影响肾气，肾受气于肺，又为肺之根，两者相互资助。同时，足太阳膀胱经与足少阴肾经互为表里，足太阳膀胱经与肺均主一身之表（皮毛），在三焦气化过程中，如欲开肾气利膀胱，必通过宣肺气方能奏效（如五苓散中用桂枝）。由此可见，肺、肾、膀胱之间关系密切。另外，"足少阴肾经，贯脊属肾，络膀胱，上贯肝膈，入肺中"，即肺之精华能够直接入肾以养肾气，所以肺虚则肾失所养，肾虚又可以影响肺。刘老又从古代医家对药物的论述中推求肺肾之间的关系，如人参、黄芪原为补益肺气之药，李时珍《本草纲目》云："黄芪主虚喘，治肾虚耳聋。"朱丹溪谓人参"肺肾虚极者，独参汤主之"。由此可知，补肺之药可以益肾。又如五味子，为入肺经之药。《药性赋》言"五味子止嗽痰，且滋肾水"，说明其既能补肺气，又能入肾益肾。然妇科疾病与肺直接相关者甚少，与肾相关者居多。刘老临证将该理念用于妇科疑难杂症的席汉综合征治疗，获得了满意疗效。刘老原治疗该病的经验方为四二五合方，即四物汤、五子衍宗丸和二仙汤，后根据肺肾相关理念，在四二五合方的基础上加入人参、黄芪后，疗效更为明显。

　　刘奉五作为柴师的尊长、老师和上级领导（刘老时任妇科主任），对柴师的影响是直接和深刻的。柴师常常在诊间向学生们提及刘老的高尚医德、高超的医术及经验用药，话语中仍充满敬重和感激之情。

柴师将刘老"肺肾相关"的思想灵活运用到妇科多种疾病的治疗中，尤其是现今发病率明显增高的卵巢早衰的治疗，形成了自己的"补肺启肾"的学术思想，以及在该思想指导下形成独特的辨证用药规律。如补肺气，柴师多用北沙参，极少用人参、黄芪，这与柴师认为女性"阴常不足"、重视阴血养护的学术观点是一致的。

三、祁振华

祁振华（1898—1969），又名祁文佩，北京大兴人，是中华人民共和国成立前后享誉京城的儿科专家，也善治内科、妇科等疑难杂症，以用药精当、药价低廉、疗效显著而著称。

祁老治病主张先明虚实寒热，善抓主症，临证用药时组方严谨，药味数少，但用量重。犹如古方，药少而力专。常用药物三四味而已，重症仅五六味。他强调用药如用兵，既要掌握药物本身性能，又要掌握其配伍，作用之大小，利弊之权衡。

祁老不仅擅长儿科，对呼吸、消化系统疾患亦有独到见解。以肺炎为例：肺炎早期，邪实而正不虚，常用性辛苦微温的荆芥穗为主药，因其能散风疏表而和营卫；肺炎后期，正气已虚，午后潮热，神倦体弱，脉细略数，喘仍不止，提示气阴已伤，肺阴已亏，此时可用青蒿、鳖甲、天花粉、麦冬等甘寒益阴之品，以水制火；正气已虚者则用党参、黄芪补中益气；肺炎危重时出现气血两亏，阴阳行将离决，肺中元气不固，中气下陷，虽仍有高热而其他险象已现，当急用甘温之味少佐育阴之品以益气固脱，如党参、生黄芪、龟板、五味子、茯苓等同用，确有转危为安之效。此外，祁老对外感表证的部位提出当有皮表、表位、肌腠、腠理之分：病在皮表，高热无汗者，用荆芥穗配薄荷；身热有汗，或时有时无，或发汗热不解者，单用荆芥穗；邪在肌腠，发热不高或午后低热，自汗表不解者，用青蒿解肌；邪传腠理，寒热往来，病程较长者，用柴胡解肌腠之邪。病在皮表、肌腠者，荆芥穗配青蒿；病在肌腠、腠理者，青蒿配柴胡或葛根。

柴师临证以药少力专、性味平和、组方灵活为其用药风格，与祁老有颇多相似之处，尤其是治疗以闭经、肥胖、痤疮、多毛、不孕等为临床表现的妇科疑难病证多囊卵巢综合征时，常从补肺或清肺入手，常用百部、杏仁、川贝母清肺热、行肺气，对于有皮肤粗糙、黑斑等的患者，喜加用葛根以祛皮肤、肌腠之病变，效果明显，这种思路与祁老的思想有同源之意，但柴师将其运用到妇科领域后，加以了扩展和补充。

四、姚正平

姚正平（1908—1979），原名姚秉中，浙江省绍兴人，近代著名的中医名家之一。姚老临床经验丰富，擅长治疗肾病、肝炎、肺心病、冠心病、男子不育症、慢性前列腺炎、泌尿系感染等。

姚老认为，肾炎的病因有风、寒、湿、热所致皮肤疮疡、感染病邪等外在因素，也有导致脏腑阴阳气血失调的"内虚"因素，导致内虚的因素有内伤七情、饮食失节、妊娠劳伤、房欲过度等。他强调饮食失节对儿童和青壮年在病因上更有特殊意义。究其原因是儿童为元阳之体，以后天为主，而后天主要指脾胃功能而言，一旦脾胃运化失常，则发生食毒、水毒、热毒等。所以治疗小儿肾炎以健脾为主，过多益肾有促成性腺早熟的可能。

姚老对小儿肾炎的这些认识也反映在日后柴师治疗小儿性早熟的思路上。性早熟患儿就诊时，柴师询问病史尤为详细，从小儿的喂养到母亲孕期和哺乳期的饮食习惯，发现性早熟患儿的饮食特点多有进补，如长期食用小虾皮、鸽子、鹌鹑蛋等具有兴阳之性的食物，或嗜食煎炸之品；而患

儿母亲孕期饮食不当，也是可能致病的因素之一。临床治疗时以滋阴降火
为主要治则，与此同时，姚老还特别注重小儿的饮食调护及生活指导。

对肾炎水肿的治疗以"命门－三焦气化学"为指导，颇具特色。姚老
认为，三焦气化的原动力是命门之火，命门火衰必然导致三焦气化不利，
进而引起水液代谢障碍，形成痰、饮、湿、肿、鼓、胀等多种病证，肾炎
水肿就包含在其中。虽然如外感风寒、疮疡湿毒、饮食劳倦、房劳过度等
因素均可诱发肾炎水肿，但命门火衰所致三焦气化不利是产生水肿的根本
原因。他强调肾病的治疗关键在于维持命门的真阴，以及恢复脾胃的运化
功能。此外，姚老也非常强调脏腑功能失调及人体阴阳气血失调在疾病各
个发病阶段中的意义。

姚老的气化学说及治疗泌尿系感染的经验让柴师印象至深，并将气化
学说发挥到对妇科疾病的诊治当中。柴师在 20 世纪 70 年代末，曾到北京
市妇产医院会诊一例危重患者，患者姓名柴师至今记忆犹新。该患者既往
有多次流产史，此次是因妊娠高血压导致胎死宫内、胎盘剥离大出血致肾
衰竭，柴师运用姚老经验，用北沙参、生甘草大补肺胃之气以复三焦气化
功能，患者症状很快缓解并治愈。5 年后随访，该患者血压正常并生育子
女二人。

良好的中医氛围，为柴师日后成为名医提供了得天独厚的外部条件。
柴师每每回想起那段岁月，都满含深情，谓自己是因为站在巨人们的肩
上，才获得了如今的成就。

第二节　学术思想

一、肾之四最

"肾之四最"即"肾生最先、肾足最迟、肾衰最早、肾最需护",是在"肾之三最"("肾生最先、肾足最迟、肾衰最早")的基础上发展而来的。

"肾之四最"中的"肾",柴师解释为促使性征发育的肾气。如《灵枢·决气》云"两精相搏,合而成形",即肾精存在于胚胎形成之前,故言"肾生最先";出生后得后天水谷精微滋养而充实,《素问·上古天真论》云"女子七岁,肾气盛,齿更发长",但"三七""四七"乃"肾气足",即文中所言"……三七,肾气平均,故真牙生而长极;四七,筋骨坚,发长极,身体盛壮……"虽然"肾生最先",但促使性征发育的肾气要"二七"才能在"天癸"的作用下,"太冲脉盛,月事以时下",故言"肾足最迟";"……五七,阳明脉衰,面始焦,发始堕;六七,三阳脉衰于上,面皆焦,发始白……"相对其他脏腑功能,肾气"五七"即始衰,故言"肾衰最早"。

清代沈尧封《女科辑要》"经水"篇中的王士雄按语提出:"盖人身五

脏属五行，惟肾生最先，而肾足最迟，肾衰独早。"释义为："孩提能悲能喜，能怒能思，而绝无欲念，其有情窦早开者，亦在肾气将盛，天癸将至之年。可见肾气未盛，癸水未足，则不生欲念也。迨肾气衰，癸水绝，则欲念自除矣。"此文中的肾的"三最"，可谓雏形，并未与临床病证相结合。

柴师在经典理论的基础上，结合自己多年的临床实践，形成了对"三最"的系统认识。"三最"高度概括了女性一生不同年龄阶段的生理特点，以及不同年龄段易患疾病的病因病机特点，同时"三最"作为理论依据指导着临床治疗时的具体组方及用药。

如"肾生最先"，指"一七"至"二七而天癸至"之前的年龄段。柴师认为此阶段为生长发育初期，"肾生最先"但肾气尚未充实，易受干扰而患病，此为其生理特点。临床常见疾病如小儿性早熟，多为母亲孕期饮食不慎或家长喂养不当，导致肾阴不足，肾阳相对偏亢，治当滋阴清热，以期复其阴阳平衡。此时清热药的选择需注意勿过用苦寒，以免克伐肾气，影响正常的生长发育。

"肾足最迟"，指"二七"至"三七"年龄段。天癸虽至，而肾气不足，用药应尽量不用温燥、苦寒泻火之品。

"肾衰最早"虽指年龄为"五七"，但由于"三七""四七"为生育期，经、带、胎、产均耗伤阴血，故阴常不足。此时若不注意阴血的保护，肾失所养，则衰易早。此阶段经、带、胎、产各类病种繁多，病因病机或各有所异，但柴师认为治疗原则中养护阴血当贯穿始终，慎用辛热苦寒之品。

由于生活水平的提高、饮食结构的调整、医疗技术的发展（如辅助生育技术的应用）等多方面的因素，出现绝经年龄后延、生殖年龄延长等新的情况和随之即来的诊疗问题，使临床辨证的内容更为复杂和灵活。为此，柴师于 2008 年提出在"三最"后增加"肾最需护"的"肾之四最"观点，提醒人们注意保护肾气，以满足人们提高生活质量的需求。

二、二阳致病

"二阳"即足阳明胃与手阳明大肠，源自《素问·阴阳别论》，曰："二阳之病发心脾，有不得隐曲，女子不月，其传为风消，其传为息贲者，死不治。"此条文作为经典，对后世研究闭经的病因病机及治疗有着深远的影响。

在 20 世纪 70 年代，柴师总结 200 份闭经医案时发现，200 例患者中有便秘症状者达 70 余人，她在实践中体会到胃肠功能与闭经的密切关系，故撰写了题为《对闭经病的治疗体会》的论文，发表在 1979 年的《山西医药杂志》上。

柴师在文中对"二阳致病"是从两方面理解的。一方面，大肠实热传导之功能失调，而出现便秘或便结，胃虽然仍受纳入胃之食，由于大肠不能照常传导，而胃肠积聚生有浊热，此种邪热溢入血分，灼耗津液，阴血亏乏。心主血，因血少失养，心气不足，而致生脾无力，脾虚失去为胃运化之功，如此生血乏源，阴血更亏，女子发为闭经。另一方面，"女子百病皆由心生"，心事不足，耗伤阴血，心血亏乏，思虑伤脾，脾失运化而谷气不舒，乃致胃中积热，热盛消谷善饥，津液为热所灼，血海枯竭而发闭经。

近 40 年，该理论在实践中不断被充实和完善。"二阳"即胃与大肠也。胃为仓廪之官，大肠为传导之官，其传导、受纳功能是否正常与各种月经病关系密切，而不仅仅局限于闭经，且病证虚实皆为临床常见。若二阳不足，则气血亏虚，血海无以为继，则可见闭经、月经量少等。若二阳传导功能失常，浊热积聚，热入血海，一则热迫血下行，见月经先期、崩漏等病，二则热伤阴血，心失所养，而心生脾，故脾的运化失司，从而使二阳的积热加重，这种过程循环往复致各种月经病的发生。"隐曲"柴师解释为女性患者"不得示人的内心的委屈，是一段小故事，不是一两句话能解决的"，不能言语，不得抒发，日久必致情志抑郁，肝失条达，提示肝郁不舒也是发病的重要因素之一。

临床柴师治疗此类原因导致的月经病，多以滋阴养血为主，慎用辛散温燥等伤阴之品。若兼有阳明湿热之症者，亦不可用养阴滋腻碍胃之品，恐助湿生热，而当先清利湿热，理气化滞；待湿热之症除，方可予滋阴养血之品。

饮食不适与"二阳致病"的发病和预后密切相关。药物治疗的同时，饮食的宜忌也非常重要。俗话说"三分治七分养"，柴师每每再三叮嘱此类患者：禁食辛辣、腥膻、煎炸之品，以助药力。

三、妇科三论

所谓"三论"，即"水库论""土地论""种子论"，是柴师返博为约、深入浅出、浅显寓深治学方法的生动体现。

1. 水库论

水库为蓄水之用，水满当泄；水库水少或缺水时应蓄水，否则必致水库干涸。水库犹如女性之血海。水库蓄水、水满泄水的过程，恰如一个月经周期。另外，"水库论"还包含了水库中鱼与水的关系：鱼无水不可活，鱼大水少或水浅则鱼的生长受限。这个比喻形象地描述了气血养育胚胎的关系。

　　妇科临床就诊的患者中，以闭经、月经量少、不孕不育为主诉的占大多数。详细询问发病原因发现，患者多有性生活过早或过频、多次的人工流产、过度脑力劳动、激烈的竞争环境所致的超负荷工作压力，以及对补品的不当食用等因素中的一项或多项。这些因素均可耗伤阴血，阴血受损则冲任失充，血海亏虚，可见月经闭止、后期或量少。对妊娠患者来说，阴血不足可导致胎失所养，临床可见胚胎停育、胎萎不长等。

　　对此类患者，医生若见"闭"就通，只见症不辨证，滥用活血、破血、通利之品，正似水库已近无水而放水，或能迎合患者的需求，有时可以见点滴经血来潮，医患双方得到了满足，但对疾病而言，气血重伤，延长了治疗时间，甚则变生他病。这样的病证，柴师临床治疗时尤其重视阴血的养护。如脉见沉细无滑象为血海受损严重，处方以阿胶珠、何首乌、当归、熟地黄、女贞子、旱莲草、石斛等滋阴养血药为主进行随症加减。经过治疗，若脉象由沉细逐渐见滑象，此为血海渐复，此时可酌情加大活血药的比例，如加用桃仁、益母草、丹参、苏木、茜草等，以期因势利导、"水满则溢"。对曾有胚胎停育史的患者，柴师不急于促孕，而是结合基础体温的测定先予调护，"水足再养鱼"，切不可急功近利，其治法用药与闭经相参。对胎萎不长的患者，治以健脾补肾、养血长胎为主，大补气血，"救鱼于涸塘之中"，应早期治疗为佳。

　　药物治疗的同时柴师尤重饮食的调护，对此类患者柴师每每叮嘱其忌食辛辣腥膻之品，以避免阴血的耗伤。

　　2. 土地论

　　土地，孕育万物之母。松软、肥沃的土壤才有可能获得丰收。柴师常说："盐碱地是种不出庄稼的。"借喻临床，土地即是子宫及内膜的孕育功能，盐碱地则如子宫或内膜存在的病理状态。孕育能否成功，子宫和内膜的环境起着至关重要的作用。

柴师在临床常运用"土地论"分析不孕、不育（如习惯性流产）等病证的治则治法。尽管导致不孕、不育的原因很多，但患者多年求子不得，来自家庭及自身的压力等所致"郁"和"瘀"的病理特点却有很大程度的相似性。临床除以不孕不育为主诉外，患者常见面部有斑或痤疮，情志抑郁，心烦易怒，舌淡黯或黯红或见瘀斑，苔厚或腻，脉多弦细；基础体温或单相或不典型双相，基线偏高或偏低；雌激素检查常提示卵巢功能欠佳；B超或见内膜薄。

柴师认为肾主生殖，任主胞胎，此类患者以肾虚、冲任不固、血海不足为其本，肝郁气滞、痰湿阻滞等为其标。故治疗当先"耪地"——以疏肝理气、化瘀、除湿等法单用或多法合用为主而治之，益肾养血为其次。待肝木渐舒、瘀血渐化、湿邪渐消时，可转以阿胶珠、熟地黄、何首乌、龙眼、女贞子、菟丝子等健脾益肾、养血固冲为主以治本，辅以疏肝理气、活血化瘀等。

3. 种子论

关于"种子论"，柴师自诉受启发于一位农村亲友。柴师偶得花种，其人一见便断言：此花不能成活。柴师不信，精心栽培，数日后果如其言。问其故，该友原是农村人，以种地为生，识得种子良莠，见此花种太老，便出此言。

柴师由此联想到临床胚胎停育和习惯性流产者，与花种有相似之处，可考虑为"种子"（卵子）的质量不好。种子的良莠一望便知，卵子的良莠，柴师则借助基础体温的测定。如单相无排卵体温，柴师谓"无种子"；不典型双相体温，有排卵但黄体功能欠佳者，柴师谓之"瘪种子"；典型双相体温，即所谓"好种子"。患者治疗过程中出现典型双相体温图形时，柴师会指导患者把握"时机"以期妊娠。临床证实，如果患者因多种因素无法自然受孕而选择人工助孕时，出现这样的基础体温后再去取卵、移植，成功率明显增高。

　　总之，种子需要有肥沃的土地才能生根、发芽、成长，肥沃的土地源于水库充足地滋养，三者缺一不可。体现在临床上，"三论"不是相互独立的，而是一个有机的整体，只是解释具体疾病时各有所偏重。

第二章

用药原则与特点

　　柴师临证处方，用方灵活，从呈现的处方可以看出柴师临床常用药物选择面广，涉及的药物种类繁多，不固定且多变。一张处方中药物用量小、用药味数少。所选药物特点鲜明，同时又谨守自己多年以来形成的用药原则。对药物的认识和把控，柴师一直遵循着"尊古学古，参今用今"的理念，把古人对药物的理解和应用与现代药理的研究有机结合起来并灵活运用到临床，充分发挥药物功效。

　　以下从柴师临床诊治时药物、药量、用药时间的选择、有毒药物和妊娠期用药，以及基础体温在用药时的参考作用等几个方面讨论柴师用药原则及特点。

第一节 药物的选择

所谓药物的选择是指临证过程的最后一步，也即望、闻、问、切，辨证立法，然后处方，此时证已明确，治法随之而出，关键的一步是药物的选择过程。同病，同证，同法，但因患者年龄不同，发病原因不同，药物的选择也是不一样的。这个过程把柴师的学术思想体现得淋漓尽致。

一、因不同的年龄段而异

《素问·上古天真论》云："女子七岁肾气盛，齿更发长。二七而天癸至，任脉通，太冲脉盛，月事以时下，故有子。三七肾气平均，故真牙生而长极。四七筋骨坚，发长极，身体盛壮。五七阳明脉衰，面始焦，发始堕。六七三阳脉衰于上，面皆焦，发始白。七七任脉虚，太冲脉衰少，天癸竭，地道不通，故形坏而无子也。"

这段文字是对女性各年龄段生理变化分期的最早记载。与西医学对女性生殖生理活动时期的认识非常一致。如儿童期，大致对应"一七"至"二七"；青春期，大致对应"二七"至"三七"；性成熟期或育龄期，大致对应"三七"至"六七"；围绝经期，大致对应"六七"至"七七"及"七七"以后。每个时期女性生殖生理和病理不同，患者就诊需求不同，导致医生治疗用药的目的也不尽相同。

"二七而天癸至，任脉通，太冲脉盛，月事以时下"，月经来潮是青春期性成熟开始的临床标志。月经初潮虽然意味着开始排卵和具有生殖能力，但实际上可能是无排卵周期，或虽有排卵却无健全的黄体形成，因此多无受孕能力。也即是柴师所说"肾生最先"，但"肾足最迟"，治疗用药当复其阴阳平衡为要，勿过用温补以耗伤阴血，勿过用寒凉以克伐肾气。

"三七"至"四七"，"肾气平均"，"身体盛壮"，为育龄期，本应肾气充足，但生理性耗损，如经、带、胎、产，以及房劳、流产等病理性损伤，"阴常不足"为其特点，应重视对阴血及肾气的保护。柴师常选用女贞子、枸杞子、何首乌、桑寄生、杜仲、菟丝子等养血补肾之品，所选之药均无凝滞之性，取其补而不滞之意；或用太子参、茯苓、山药、白术等健脾益气以助气血的化生；或用沙参、麦冬、百合等以金水相生。同时注意避免损伤肾气，慎用破血行血、辛温耗散及苦寒、兴阳之品。

"六七"则"三阳脉衰于上，面皆焦，发始白"；"七七"见"天癸竭，地道不通，形坏无子"，进入围绝经期，衰老之象显现，相对其他脏腑的功能而言尤为明显，故"肾衰最早"。对这一年龄阶段的患者，柴师在顾护阴血的同时，注意以下三个方面的用药：一则补肾，二则泻心火，三则疏肝养肝，常用药物有：女贞子、旱莲草、莲子心、地骨皮、百合、浮小麦、绿萼梅、远志等，慎用破血行血、通利泻下、辛温耗散之品，平素注意健脾养胃，顾护后天之本，以保气血生化之源，即"治未病"原则。

以临床常见的崩漏（西医学称为功能失调性子宫出血）为例，本病在青春期、育龄期、围绝经期的女性中均为常见病，多发病。其中血热证为常见证型，治疗均以清热固冲为法，生牡蛎、生地黄、椿皮、白芍、大蓟、小蓟、侧柏炭、仙鹤草等固冲止血药，各个年龄段均常用。但对清热药的选择，柴师有不同的选择。青春期的崩漏以实热型为多见，多有饮食不节、喜食辛辣或喂养不当等病史，舌多暗红或绛红，苔少或可见剥脱，脉多滑数。清热药中柴师常用寒水石清热泻火固冲，育龄期也属血热证崩漏患者则不用此药。考虑育龄期患者多有生产、流产、哺乳和工作劳累等表现；同时还存在情志抑郁、既往月经过多或月经先期等阴血耗伤的病史。其热以虚热型多见，患者舌多嫩红，苔少或干，脉细滑数。此时清热之法，当以滋阴清热为主，常用旱莲草、女贞子、北沙参等，应不用或少用苦寒药。而寒水石"可以泻有余之邪热，而不可泻不足之虚热"，故不用。对于围绝经期的血热证崩漏患者，辨证治疗与育龄期类似。但对处于此年龄段，又无生育要求的患者，柴师常常选用苦丁茶清热以安血海，此用法源自《本草纲目拾遗》记载，云："妇人服之，终身不孕，为断产第一妙药。"对青春期、育龄期患者断不可用此品。

柴师用药细微之处还体现在即使是同一年龄段，仍需再辨年龄。这尤为突出地表现在对女性小儿性早熟的治疗中。

女性小儿性早熟是指女孩在 8 岁前便出现第二性征变化，如乳房发育和 / 或阴毛生长和 / 或月经来潮等。这类患儿多有随意进补，或恣食肥甘厚腻及血肉有情之品（尤其是具有兴阳作用的食品），或母亲孕期饮食不当等病史，致内蕴生热，启动相火，导致天癸早至、第二性征提早出现。针对相火妄动的病机，柴师治疗以清热降火为主，而对其药物的选择，柴师还会根据不同的年龄再细分。柴师认为，对于 6 ~ 7 岁或 6 岁以前的患儿，寒凉药可以稍重，不会干扰其正常发育。常用药物有寒水石、泽泻、白芍、旱莲草、莲子心等，如有阴道出血，则加用大蓟、小蓟、侧柏炭、黄芩炭等。但对 8 ~ 9 岁的患儿应慎用苦寒，否则可能折杀肾气，影响孩子正常的生长发育及月经来潮，因此时月经来潮当属正常的生理过程。

二、因不同的病因而异

在临床诊疗中柴师特别重视患者发病原因的询问。详细了解疾病发生及诊治的经过，一方面加深对疾病的全面了解，另一方面也对下一步的治疗有指导意义。中医有"异病同治""同病异治",其中的"同治"和"异治"是基于辨证是否相同。柴师认为,即使辨证相同,但发病原因的不同也会导致治疗用药的差别。

阴血亏虚证是妇科临床常见证型,可见于月经量少、月经后期、闭经、不孕、痛经等多种病证。柴师在临证中发现,闭经患者,尤其是卵巢早衰所致的闭经患者中,此证型为主要证型。临床治疗以滋阴养血为主法,常用北沙参、玉竹、何首乌、石斛、旱莲草、女贞子和菟丝子等药。

对此类患者,柴师特别重视其病因,往往详加询问。如有多次流产手术史者、因不孕多次促排取卵后所致者、因他病(如白血病化疗后、类风湿关节炎雷公藤治疗后)导致闭经者、因情绪刺激或劳累所致闭经者,以及因地域的特殊饮食习惯(如四川嗜麻辣、湖南吃辣椒、山西嗜食酸味等)致闭经者,临床用药均有所不同。

多次流产手术,一则重伤肾气及阴血,二则手术有可能造成局部炎症,三则手术操作本身对子宫内膜有损伤。此时应在上述滋阴养血药的基础上加强补肾(如桑寄生、川断、杜仲等补肾活血、补而不滞之品)、清热(如金银花、野菊花等清热解毒之品)和通络(丝瓜络、荷梗)等治疗方案。

化疗药物或雷公藤生殖毒性所致的闭经,柴师认为这是毒热所致,故治疗时清热解毒类药物是必不可少的,因此常用金银花、野菊花和生甘草等。

对因情绪刺激或劳累等所致的闭经,肝郁气滞或痰湿明显者,用柴师形象的语言表述其治疗过程是先解外衣或先耪地再种地。也就是治疗上应先以疏肝理气、化瘀和除湿等法单用或多法合用为主而治之,益肾养血为其次。待肝木渐舒、瘀血渐化、湿邪渐消时,可转以阿胶珠、熟地黄、何首乌、龙眼肉、女贞子和菟丝子等健脾益肾、养血固冲为主的药物以治本,辅以疏肝理气、活血化瘀等。

第二节　药量的选择

柴师对于药物的用量很慎重，一直严格按照《中华人民共和国药典》的规定用药，不超量用药。这是柴师谨守的原则，也是一直要求我们临床要谨守的原则。

柴师认为药量的大小要根据患者年龄的大小、体质的强弱、病程的长短和病情的急缓等具体情况进行分析。再通过医生对疾病的判定、对药物的掌握等因素全面考虑，综合判断后再决定。

一、不超量用药

药量的依据只能是《中华人民共和国药典》或教科书，不能随意。如果病情需要加强某个方面的力量，不主张单味药的超剂量使用，而是建议联合功效相同或相似的药物达到增加药力的目的，同时单味药的剂量一定在范围内。

比如肾虚明显，需加强补肾作用，桑寄生的常用量是 10 ～ 20g，此时柴师不是将桑寄生用量加大，而是根据具体病情联合用药：如果肾虚胎动不安，可用桑寄生 15g 合菟丝子 15g，益肾安胎，疗效加强的同时不违背《中华人民共和国药典》；如果肾虚闭经，可用桑寄生 15g 合杜仲 15g，杜仲加强了桑寄生的补肾作用，同时杜仲补肾兼走下之性，对闭经的治疗起到协同作用。

二、常规用量时注意用药时机

有些药物的使用，虽然是常规用量，但要考虑患者用药后的病情变化而调整用量。

比如柴师经常面对来自全国各地的疑难杂症患者，他们往往需要长期用药，且返诊时间间隔较长。此时处方用药要考虑患者主诉症状与主病的关系，以就诊时经常遇到患者主诉近期大便干燥症状为例：大便干并非患者主病主症，所以其治疗大法不变，但刻下为患者主诉症状，亦需处理。此时瓜蒌为常用药，常用量为 10～20g。如果常规处方，患者可能数剂后症状改善，但患者无法返诊调药，若继服前药不变，患者可能由便秘转而腹泻了。故此常单包单开瓜蒌，初始剂量稍大，15～20g，患者大便症状改善后，药量改为 10g，或隔日用药或停药，以便患者掌握。此等细节处体现了中医的灵活性及医生应处处为患者着想。

三、有毒药物的剂量

对有毒药物的使用，柴师颇为慎重。严格控制剂量的同时还需特别注意用药时间的长短。

临床常用的小毒中药有半夏、川楝子、蛇床子、桃仁和杏仁，其中半夏、川楝子和杏仁最大用量不超过 6g，蛇床子不超过 3g，桃仁不超过 10g。此点也是考虑到女性患者的体质特点及与经期的关系。

若合并有内科疾患，尤其是肝肾功能障碍者不用；有妊娠可能者，也不用；再者若为外地患者，返诊困难，服药周期长，柴师一般不用或尽量少用含有上述药物的处方，避免患者长期服用导致不适。

第三节　用药时间的选择

妇科患者就诊的目的一般一是调经，一是促孕，对无生育要求的患者，以调经为主；而对有生育要求的患者，大多是调经、促孕二者合一。对有生育要求的初诊患者，中药的介入怎样才能保证其安全性？

柴师的处理方法是：有月经周期的患者，建议在月经周期第 5 天开始用药；闭经或月经稀发的患者，排除外妊娠后服药。这是医生应该考虑的内容，以保证患者用药的安全性并避免风险。

初入师门，跟师出诊，经常听柴师嘱咐患者"等月经第 5 天再服药"，很是不解，随着跟诊时间的继续及自己的临床实践，深深体会到这看似平常的一句话，却凝聚了柴师的良苦用意！

首先，这与柴师的患者群特点有关。因就诊的患者以育龄期、有生育要求的占很大比例，妇科急症、重症少，大多需要长期治疗。

其次，患者遍布社会各阶层，对于医学知识的理解程度差异较大。部分患者对自己的月经情况、疾病的治疗过程叙述不清，尤其初诊患者，最基本的相关检查或不具备或不完善，而大多患者无法在就诊期间提供医生所需的相关信息。所以柴师在多年的临诊基础上颇具特色地摸索出了月经第 5 天用药的"柴氏风格"。

月经第 5 天服药的意义，可以从月经的生理、患者的就诊及作为医生谨慎诊治等三个角度来理解。

从西医学的角度了解月经来潮的过程：

先是由月经前 24 小时的子宫内膜螺旋动脉有节律性收缩和舒张,进而出现逐渐加强的血管痉挛性收缩,导致远端血管壁及组织缺血坏死、剥脱,脱落的内膜碎片和血液一起从阴道流出,这就是月经。

月经血呈暗红色,除血液外还有子宫内膜碎片、炎性细胞、宫颈黏液、脱落的阴道上皮细胞等。75% 的月经血来自动脉,25% 来自静脉。由于纤溶蛋白溶酶对纤维蛋白的溶解作用,导致月经血的高纤溶活性,有利于经血和组织纤维的液化和排出,通常月经血不凝,如出血速度过快,也可形成血块。

月经期指的是月经周期的第 1 天到第 4 天,这是子宫内膜海绵状功能层从基底层崩解脱落的时期,是孕酮和雌激素撤退的最后结果。也就是说月经第 5 天是子宫内膜的脱落基本完成,下一个周期将要开始的时间点。

从中医的角度来看,月经期的第 1 天至第 4 天是血海由满而溢的过程,其特点是泻而不藏,柴师形象地比喻为“覆杯”阶段。

在这个阶段用药一则避免了药物对不知情的情况(如患者已经妊娠)的可能影响,用药的安全性较好;二则经后用药灵活,避免了对月经量的影响;三则经后病情相对稳定,用药周期可相对较长;四则减少患者的挂号次数,从而节约了患者的大笔费用。

当然,月经第 5 天用药不是绝对的。对经期延长的患者,尤其是经后淋沥,柴师常常在月经第 4 天用药。闭经患者,排除妊娠或基础体温单相、低温时用药。

柴师很重视基础体温在临床的应用,几乎每位患者都要求进行基础体温的测定。基础体温的意义除了很好地动态地了解患者卵巢功能外,还可指导患者观察自己的病情。例如,有正常月经周期的患者,常嘱其在基础体温上升 1 周后停药,若体温持续高温超过 16 天,提示妊娠可能性大,需返诊就医。而对无周期的闭经患者,一般建议服药 3 周左右停药 5 天再继服,目的是给药物在体内有一个代谢的过程。此上种种也可见柴师的用心良苦及对患者的负责。

第四节　妊娠期药物的选择

　　妊娠期是妇女的一个特殊时期，用药务必要小心谨慎，确保孕妇和胎儿的安全。一般来说，有可能影响胎儿生长发育的，如导致堕胎者、损害胎儿致终止妊娠者、影响胎儿发育者、致畸者、致突变者均为妊娠禁忌药；另外有可能对孕妇产生不良影响的，如影响母体健康者、导致绝育者或引起孕妇中毒死亡者亦均为妊娠禁忌药，对孕妇是绝对不能用的。而妊娠慎用药，诸如活血化瘀、通经活络、行气破滞及辛热等药物，柴师也一概不用。

　　《中华人民共和国药典》或教材标明的妊娠禁忌药或慎用药，医生一般来说能注意避免。柴师也一直强调作为医生，学习是一辈子的事，除了教材和《中华人民共和国药典》，还要关注最新的药理学研究进展。因为随着临床实践经验的积累和实验研究的进展，妊娠禁忌药物的范围会有所变动，会增加许多新的妊娠禁忌药。

　　柴师对妊娠期用药的选择非常慎重。以补肾药为例，柴师常用菟丝子、覆盆子、山药等补肾安胎。而对历来常用的杜仲、川断等，柴师认为其功效虽为补肾之品，但两者均有走下、走血脉之性，故临床应弃用之。再如，妊娠期阴血下聚以养胞胎，阴血相对不足，内热由生，"十胎九热"即是此意，故清热安胎是常用治法。清热药的选用，柴师多用旱莲草、地骨皮、椿根皮、莲须和苎麻根等清热固冲安胎之品，而不用黄连等苦寒之品，虑其伤阴之弊。

第五节　重视基础体温在临床用药中的参考作用

柴师将基础体温（BBT）运用到临床已有数十年，因柴师门诊患者以不孕不育及月经失调占绝大多数，对这些患者均要求BBT监测，并以此作为临床用药的参考，同时可以起到指导患者同房、估计病程、判断疗效等作用。

一、BBT基线偏高

BBT基线偏高常见于不孕、月经失调合并子宫内膜异位症、盆腔炎、子宫内膜结核、甲亢等患者，临床从血热或阴虚内热论治为多见，故药多用苦寒清热解毒或甘寒滋阴养血之品。柴师认为BBT基线高，其本质为肾阴不足，阴不敛阳，虚阳上越，单纯清热或滋阴效果欠理想。柴师治疗此类患者常用药对：淫羊藿、桃仁和熟地黄。淫羊藿味辛、甘，性温，以从其性，走血脉，鼓动气化；熟地黄味甘，性微温，补血养阴，填精益髓，尤其是熟地黄大补肾阴，以敛虚阳；桃仁味苦，性平，入血分，有引阳入阴之妙。三药配伍补阴潜阳，BBT得以恢复正常。

二、BBT 基线偏低

BBT 基线偏低临床辨证以脾肾不足者较为多见，乃脾虚运化失司、气血生化无源，肾虚气化不足，鼓动乏力等见于外的表现。柴师多年观察此类患者，发现其治疗周期较长，见效较慢。柴师常告诫学生：基线偏低而双相的患者，当嘱其勿急于试孕，否则受孕后因胎失所养而易胎停育或流产；BBT 基线偏低而单相，闭经或月经稀发者常见，此时医者勿急于动血，治疗当以健脾补肾养血为主，常用太子参、阿胶珠、枸杞子、菟丝子、川断、桑寄生、当归、何首乌等，待 BBT 有上升趋势，气血充盛而脉见滑象时，再配以温动、通利之品，如蛇床子、桂枝、三棱、桃仁、丝瓜络、薏苡仁等，以水到渠成。

三、BBT 单相

BBT 单相临床最常见于闭经和崩漏，此类患者记录于 BBT 表格上的各种信息显得尤为重要，常常是辨证基础上针对性用药的依据。如崩漏患者出血时间及出血量的变化；闭经患者治疗过程中带下的质和量的描述和变化；如有生育要求，一是指导其同房时机，二是根据同房时间指导用药，如闭经不孕患者，出现带下增多、BBT 突然上升时，嘱患者把握"时机"，及时同房，增加妊娠机会；若 BBT 高温相在 1 周内，柴师用药不忌讳活血通络之品，常用桃仁、当归、丝瓜络、路路通等，但服药不超过 1 周；若 BBT 上升已过 1 周，则常建议其经后服药，以避免妊娠禁忌药的误用等。

四、BBT 不典型双相

BBT 不典型双相临床常见于经期延长、经间出血、月经先期等病症。

1. 经期延长

经前淋沥，西医学所谓"黄体功能不全"多见，柴师总结此多为脾肾不足，冲任失固，治疗是在健脾益肾的基础上，尤其注意在 BBT 上升后加养血固冲药，气血充盛则统摄有权。此时常用的药如莲须、覆盆子、旱莲草、白芍等。

经后淋沥，为正常月经期后淋沥出血，与经前淋沥不同，BBT 正常下降。西医学所谓"黄体萎缩不全"或"子宫内膜炎"常见。柴师多在月经的第 3～5 天在辨证用药的基础上开始加用固涩药和／或止血药，如选用生牡蛎、茜草炭、椿皮、覆盆子、大蓟、小蓟、侧柏炭等。

2. 月经先期和经间出血

月经先期指月经周期提前 7 天以上，根据 BBT 可分为卵泡期短（即低温期短）或黄体期短（即高温期短）两类；经间出血指两次月经中间的出血，西医学所谓"排卵期出血"。临床以肾气不足、肾失封藏或血海伏热、热扰冲任、冲任不固两种证型最为常见。卵泡期短的月经先期和经间出血在月经的第 3～5 天开始用药，月经先期属黄体期短的，BBT 上升即开始用药。肾气不足者益肾固冲，常用枸杞子、菟丝子、女贞子、龙眼肉、覆盆子等；血海伏热者清热固冲，常用生牡蛎、生地黄、旱莲草、莲须、地骨皮、茜草炭、藕节、茅根等，其中生牡蛎和生地黄为清热固冲的药对，生牡蛎用量应大，在 20～30g；茜草炭和莲须作为药对，以清热活血、化瘀固冲。这两型均常伴有血海不足，可加当归、白芍以养血固冲。

需注意的是，用药时间一般 3 ～ 7 天，不能过于"固"，结合 BBT，即用药至 BBT 有上升趋势（排卵期）和 / 或 BBT 已上升 7 ～ 10 天（月经期前）时当因势利导，加用温动、通利之品（如前所述），不能背道而驰，否则过犹不及。

综上所述，柴师用药的种种原则，从某些方面来看或许显得过于谨慎，但临床就是这样，不会给你后悔的机会。跟师多年，柴师有两句警言印象颇为深刻，就是"妇科大夫不要做勇士"和"做临床工作不能玩漂"。

第三章

常用单味药辨析

3

阿　胶

【处方用名】阿胶、驴皮胶。

【基原】为马科动物驴的干燥皮或鲜皮经煎煮、浓缩制成的固体胶。

【性味归经】甘，平。归肺、肝、肾经。

【功能主治】补血滋阴，润燥，止血。用于血虚萎黄，眩晕心悸，肌痿无力，心烦不眠，虚风内动，肺燥咳嗽，劳嗽咯血，吐血尿血，便血崩漏，妊娠胎漏。

【用法用量】3 ～ 9g，烊化兑服。

【经典论述】

《神农本草经》：味甘，平。主心腹内崩，劳极洒洒如疟状，腰腹痛，四肢酸疼，女子下血。安胎，久服轻身益气。

《本草纲目》：女人血痛血枯，经水不调，无子，崩中带下，胎前产后诸疾。

《本草纲目》：阿胶，大要只是补血与液，故能清肺益阴而治诸证。按陈自明云：补虚用牛皮胶，去风用驴皮胶。成无己云：阴不足者，补之以味，阿胶之甘，以补阴血。

《本草经疏》：阿胶……今世以之疗吐血、衄血、血淋、尿血、肠风下血、血痢、女子血气痛、血枯、崩中、带下、胎前产后诸疾，及虚劳咳嗽、肺痿、肺痈脓血杂出等证者，皆取其入肺、入肾，益阴滋水、补血清热之功也。

《本草汇言》：培养五脏阴分之药。

《本草求真》：阿胶……气味俱阴，既入肝经养血，复入肾经滋水……润而不燥。胶性既能润肺，复能趋下降浊。

《本草思辨录》：补血圣药，不论何经，悉其所任。

【现代药理研究】

阿胶中含有骨胶原，水解可得明胶、蛋白质及多种氨基酸。山东产阿胶的蛋白质含量为 84.94%，含有 18 种氨基酸，其中含量较高的 3 种氨基酸是甘氨酸、脯氨酸及精氨酸。其中的甘氨酸可以通过调节血清铁离子，促进血红蛋白的合成；精氨酸促使机体分泌生长素和睾酮，促进血红蛋白的合成；苏氨酸、组氨酸、赖氨酸均具有生血作用。此外，阿胶中含有 20 多种微量元素，其中铁元素含量丰富，而阿胶所含有的大量动物蛋白，可帮助铁元素的摄入，因而可以有效地治疗缺铁性贫血。

除了补血作用以外，药理实验证明阿胶可以增加血小板的数量从而促进凝血及改善血液流变学和微循环的作用。

【柴师论药】

阿胶始出于《神农本草经》，列为上品，陶弘景曰："出东阿，故名阿胶。"与人参、鹿茸并称为"滋补三宝"，被历代医家尊称为补血"圣药"沿用至今。因阿胶不仅能补血养血，且能止血的特点，故柴师临床常用于治疗妇科各种阴血亏虚证，而由于阿胶的止血功效，对于因失血导致的血虚证尤为适宜。

跟师时我发现柴师临床很少使用阿胶，一般选用阿胶珠，柴师解释其主要原因是考虑阿胶使用起来比较繁琐，需要蒸，或者烊化，而妇科疾病多数服药时间较长，患者难以坚持。而阿胶珠，同样起到补血养阴的作用，而且可以与其他药同煮，对患者而言能减少麻烦。另外，阿胶珠常用的制法是蛤粉炒，即将驴皮胶熬好与蛤粉炒，为现今常用的制法，阿胶用蛤粉炒成阿胶珠后，黏腻之性减小，养血不碍胃，且兼有蛤粉的清肺热、收敛之性，止血效果更好。

柴师临床上常用阿胶和益母草组成的药对，用于崩漏患者。阿胶"润而不燥。胶性既能润肺，复能趋下降浊"（《本草求真》），"趋下降浊"提

示阿胶具有滑利之性；益母草的主要功效为活血调经、祛瘀生新，现代药
理研究证实其具有兴奋子宫、增强子宫收缩的作用。阿胶和益母草同用，
可增加局部滑利之性，增强平滑肌的收缩，从而促进子宫收缩，这个特点
对于子宫内有组织物残留导致子宫收缩不良的出血，即所谓"客夺主位则
主不安"，在有利于残留组织物排出的同时又有助于止血。

　　在应用阿胶和益母草的基础上，柴师还经常合用金银花，三药合用是
柴师受启发于出血患者诊刮后的病理报告。妇科临床中，若患者出现不规
则的阴道出血，即中医所谓崩漏，为排除内膜病变，常常建议患者行诊刮
术，在术后的病理报告中，柴师注意到经常有"合并子宫内膜炎"的内
容，考虑是患者因阴道出血时间长，常常导致子宫内膜炎症的发生。加入
金银花，其清热解毒的功效既可防未病，也可治已病。这三味药的组合，
柴师临床常用于人流或药流术后宫腔残留，或不全流产见淋沥出血者，或
带经日久者，每获良效。

　　此外，阿胶和生牡蛎也是柴师常使用的配伍。阿胶具有养血止血之
功，生牡蛎咸寒，清热固冲，常用于辨证为阴虚内热型的崩漏，或经期延
长。生牡蛎味咸涩，咸以软坚散结，涩以敛阴固冲，而阿胶在养血止血的
同时又具有滑利之性，两者配伍止而不滞，消寓于止中，临床尤宜于崩
漏、盆腔B超检查提示子宫内膜厚者。具体应用时可加三七粉，以活血止
血，同时加强化瘀散结之功效。

　　阿胶自古被认为善于治疗胎前产后诸疾，比如保胎名方寿胎丸（组
成：菟丝子、桑寄生、川断、阿胶）、《金匮要略》中的胶艾汤（组成：川
芎、阿胶、艾叶、当归、芍药、干地黄、炙甘草）等，但柴师临床安胎不
常用阿胶。柴师认为现代女性的工作和生活条件、饮食习惯，较之古代均
有明显的变化，比如工作压力大、生活没有规律、熬夜、偏食辛辣刺激
等，阴血耗伤，阴虚内热，血海伏热者多见。妊娠后，生理状态下阴血下
聚以养胞胎，脾胃阴血不足而失养，若以黏腻之阿胶养血，势必加重脾胃

功能失调。故柴师常以养阴清热、固冲安胎为法，选用旱莲草、女贞子、莲须、苎麻根、椿根皮等。而对妊娠期出血的患者，柴师尤其强调不用阿胶，认为胎儿在子宫内，对母体而言，类似异物，而阿胶有滑利排异之性，可增加子宫收缩，不利于安胎。再有妊娠呕吐者，阿胶滋腻碍胃，故亦不用。

阿胶作为临床常用药，柴师提醒学生使用该药时要注意：

（1）阿胶属黏滞之品，易碍胃。对脾胃功能欠佳的患者，当慎用或随证配伍陈皮、麦芽、枳壳等理气消滞之品。

（2）血虚证用阿胶养血时，应考虑阿胶有收敛之性，当配伍荷叶或枳壳以消其滞。

（3）若血虚兼有腹痛者，不用阿胶，而用当归合炒白芍。因"痛者不通"，阿胶以养阴血为要，有黏滞之性，碍气机之畅，不若当归，合炒白芍养血缓急止痛。

【柴师常用量】10～12g。

巴戟天

【处方用名】巴戟天、巴戟肉、盐巴戟天、制巴戟天。

【基原】为茜草科植物巴戟天的干燥根。

【性味归经】甘、辛，微温。归肾、肝经。

【功能主治】补肾阳，强筋骨，祛风湿。用于阳痿遗精，宫冷不孕，月经不调，小腹冷痛，风湿痹痛，筋骨痿软。

【用法用量】3～10g。

【经典论述】

《神农本草经》：主大风邪气，阴痿不起，强筋骨，安五脏，补中增志益气。

《名医别录》：味甘，无毒。主治头面游风，小腹及阴中相引痛，下气，补五劳，益精，利男子。

《本草纲目》：治脚气，去风疾，补血海。

《本草经疏》：巴戟天性能补助元阳，而兼散邪，况真元得补，邪安所留，此所以愈大风邪气也。主阴痿不起，强筋骨，安五脏，补中增志益气者，是脾、肾二经得所养，而诸虚自愈矣。其能疗少腹及阴中引痛，下气，并补五劳，益精，利男子者，五脏之劳，肾为之主，下气则火降，火降则水升，阴阳互宅，精神内守，故主肾气滋长，元阳益盛，诸虚为病者，不求其退而退矣。

《本草新编》：巴戟天，味甘、温，无毒。入心、肾二经。补虚损劳伤，壮阳道，止小腹牵痛，健骨强筋，定心气，益精增智，能止梦遗。此臣药，男妇俱有益，不止利男人也。世人谓其能使痿阳重起，故云只利男子。不知阳事之痿者，由于命门火衰，妇人命门与男子相同，安在不可同补乎？夫命门火衰，则脾胃寒虚，即不能大进饮食。用附子肉桂，以温命门，未免过于太热，何如用巴戟天之甘温，补其火，而又不烁其水之为妙耶。

【现代药理研究】

巴戟天的主要化学成分有糖类、蒽醌类、环烯醚萜苷类、有机酸类、微量元素、氨基酸和甾醇类等。近年来研究表明，巴戟天具有多方面的药理作用，如提高机体免疫力、抗肿瘤、抗氧化、强壮骨骼、抗炎镇痛、补血及促进造血干细胞增殖和分化等作用。

动物实验显示：巴戟天多糖具有提高免疫力、抗骨质疏松及抗氧化作用；巴戟天寡糖具有抗抑郁、改善生殖、促进血管生成及改善心功能作用，其中巴戟天寡糖能显著提高微波辐射损伤雄鼠模型的睾丸指数、精子活性及精子密度，能显著增加环磷酰胺引起的精子减少雄性小鼠模型精子数及精子活力，提示巴戟天作为补肾壮阳中药，在治疗男性疾病中的重要作用。此外，巴戟天醇提取物具有保护心肌及活血化瘀作用，如乙醇提取物具有抗血小板聚集作用，能有效降低血瘀大鼠全血黏度。

【柴师论药】

柴师认为，巴戟天，善补肾阳，"益精，利男子"（《名医别录》），是男科常用药，但正如《本草新编》所言"由于命门火衰，妇人命门与男子相同"，故"男妇俱有益，不止利男人也"。柴师临床常将巴戟天用于妇科疾病的治疗，尤其是排卵障碍性不孕。

柴师认为，巴戟天虽然功效以补肾阳为主，但其性味为甘、微温而不燥，与鹿茸、淫羊藿等纯阳之品相比，巴戟天药性相对平和，补肾阳的同时，尚可补益精血，如《本草求真》谓巴戟天为"补肾要剂，能治五痨七伤，强阴益精，以其体润故耳"，《本草纲目》则认为巴戟天可"补血海"；《本草新编》言其"既益元阳，复添阴水""温补命门，又大补肾水""补水火之不足，益心肾之有余"等，巴戟天的这些特点与柴师一贯主张的顾护阴血的理念是一致的。

肾主生殖，卵泡的发育和排出离不开肾中精血的滋养和肾阳的温煦、推动作用。肾虚精血不足，临床可见无排卵，或卵泡生长障碍，或卵子不能排出等症状，可见于临床常见的多囊卵巢综合征、卵巢早衰、未破裂卵泡黄素化综合征等疾病。巴戟天，一方面具有补阳益精作用，另一方面，从归经看，除入肾经，巴戟天还主入肝经，肝经过阴器，味辛主散主动，一药两相，动静相宜，与卵泡生长发育的生理过程相契合。

由于疾病不同，在辨证的基础上，巴戟天常用的配伍也是有区别的。如多囊卵巢综合征，病因病机以脾肾阳气不足、痰湿阻滞为多见，巴戟天除补肾阳外，仍有走下、祛湿之效，常作为辅佐药，加强枸杞子、车前子、茯苓补肾温阳祛湿的功效。卵巢早衰，临床以肝肾不足、阴血亏虚为多见，柴师常在北沙参、熟地黄、枸杞子等滋阴养血药的基础上，稍加巴戟天，一般用量为 3 ～ 5g，取其 "阳中求阴" 之意。另外，因女性生理特点为阴常不足，大量补阳，易启动血海。用巴戟天时，常加地骨皮，用地骨皮防止巴戟天对下焦阴血的鼓动。

使用注意：对于妊娠患者，柴师不用巴戟天，认为巴戟天毕竟为辛温之品，有伤阴、鼓动血海而扰胎之弊。

【柴师常用量】3 ～ 5g。

白　芍

【处方用名】芍药、白芍药、生白芍、大白芍。

【基原】为毛茛科植物芍药的干燥根。

【性味归经】苦、酸，微寒。归肝、脾经。

【功能主治】养血调经，敛阴止汗，柔肝止痛，平抑肝阳。用于血虚萎黄，月经不调，自汗，盗汗，胁痛，腹痛，四肢挛痛，头痛眩晕。

【用法用量】6 ～ 15g。

【经典论述】

《神农本草经》：主邪气腹痛，除血痹，破坚积，治寒热疝瘕，止痛，利小便，益气。

《名医别录》：通顺血脉，缓中，散恶血，逐贼血，去水气，利膀胱大小肠，消痈肿，（治）时行寒热，中恶腹痛，腰痛。

《本草备要》：补血，泻肝，益脾，敛肝阴，治血虚之腹痛。

《药性论》：治肺邪气，腹中疞痛，血气积聚，通宣脏腑拥气，治邪痛败血，主时疾骨热，强五脏，补肾气，治心腹坚胀，妇人血闭不通，消瘀血，能蚀脓。

《药品化义》：白芍药微苦能补阴，略酸能收敛。因酸走肝，暂用之生肝。肝性欲散恶敛，又取酸以抑肝。故谓白芍能补复能泻，专行血海，女人调经胎产，男子一切肝病，悉宜用之调和血气。其味苦酸性寒，本非脾经药，炒用制去其性，脾气散能收之，胃气热能敛之。主平热呕，止泄泻，除脾虚腹痛，肠胃湿热。以此泻肝之邪，而缓中焦脾气，《难经》所谓损其肝者缓其中。同炙甘草为酸甘相合，成甲乙化土之义，调补脾阴神妙良法。

《日华子本草》：治风补痨，主女人一切病，并产前后诸疾，通月水，退热除烦，益气，治天行热疾，瘟瘴惊狂，妇人血运，及肠风泻血，痔瘘发背，疮疥，头痛，明目，目赤，胬肉。

《医学启源》：安脾经，治腹痛，收胃气，止泻利，和血，固腠理，泻肝，补脾胃。

《滇南本草》：泻脾热，止腹疼，止水泻，收肝气逆疼，调养心肝脾经血，舒经降气，止肝气疼痛。

【现代药理研究】

白芍的主要成分包括芍药苷、羟基芍药苷、芍药内酯苷、苯甲酰芍药苷、芍药花苷及牡丹酚。

白芍平肝止痛功效与其保肝、镇痛及抗炎等药理作用有关。如白芍水提取物对 D- 半乳糖胺所致的肝损伤有明显保护作用，其中有效成分白芍总苷及芍药苷均有一定的镇痛作用。动物实验显示：芍药苷可抑制胃肠道电运动，对大鼠子宫平滑肌有抑制作用，可抑制催乳素引起的子宫收缩。白芍水提取物可以抑制去卵巢大鼠肥胖，改善脂代谢紊乱，提高机体抗氧化能力。

白芍有养血和血的功能，对血液系统及心血管系统的功能有一定的影响，药理研究表明：白芍提取物有抗血栓作用，对血小板聚集有抑制作用；白芍总苷对大鼠血小板聚集有抑制作用。

【柴师论药】

柴师常提醒学生：白芍是养血药中唯一一味性偏寒的药物，且味酸，这些特点决定了白芍的适应证。同时她也要求学生掌握常用的三种白芍炮制品：一是酒炒白芍，入血分，妊娠禁用；二是土炒白芍，健脾，走中焦；三是麸炒白芍，其健脾作用加强。

柴师认为：白芍在妇科常用的三个功效是养血、柔肝和敛阴。白芍虽归属为养血药，但与熟地黄、当归、阿胶相比，其补血的功效不如这些药物，不是典型意义上的补血药，单纯血虚证中白芍不作为君药，常常是作为臣药或佐药出现。《药义明辨》谓："白芍药味酸，气微寒，主收脾之阴气，泄肝之阳邪。方书云，能补血，是究其功之所及，非指其体之所存也。"白芍可养血调经，如经典方四物汤，但在治疗闭经、月经量少及月经周期长的患者时，柴师很少用白芍，虑其味酸，有收涩之性，与病性相违。若见妇科患者面部有黑斑，柴师多不用白芍，而用柴胡，因黑斑为瘀滞之象，而柴胡一则可以疏解，二则取其上升之性可载药上行。

对于出血性疾病，如崩漏、经期延长、月经量多、月经先期等，辨证阴虚有热者，用白芍，性寒可以清血热以养血固冲，味酸涩可以敛阴以助止血固冲，一药多效。上市成药"葆宫止血颗粒"的主要成分即有白芍。

白芍可养血柔肝止痛，对于血虚腹痛效果良好。正如《本草正义》所言："以芍药治腹痛，一以益脾阴而摄纳至阴耗散之气，一以养肝阴而柔刚木桀骜之威。"但柴师在妇科实证的痛症中很少用白芍，仍因其性味酸寒，敛阴作用比较强，而敛会影响气机的调畅。所谓不通则痛，不通为其有滞涩，既有滞涩，则不用酸敛之药。朱丹溪亦认为："芍药泻脾火，性味酸寒，冬月必以酒炒。凡腹痛多是血脉凝涩，亦必酒炒用。然只能治血虚腹痛，余并不治。为其酸寒收敛，无温散之功也。"

跟诊中，柴师诉曾用芍药甘草汤治疗建国门医院 B 超室某医生，其因输尿管结石，腹痛难忍，延诊柴师。柴师处方予白芍、生甘草加桂枝，遂排出输尿管结石一枚，直径约 0.5cm。方中白芍、生甘草缓急止痛，加桂枝走血脉，调畅气机，柴师谓之"气化"，一缓一推，结石遂排出。若为缓急迫，柴师用炒白芍，以炒来减缓其酸寒之性。

柴师对白芍的"敛"还有自己独到的理解，认为"敛"意味着"安定和平和"之意，所以在治疗小儿性早熟时，白芍为柴师的常用药之一。小儿性早熟，多因喂养不当，如随意进补，或恣食肥甘厚腻及血肉有情之品，致内蕴生热，暗耗阴液，终至肾阴不足，启动相火，导致天癸早至、第二性征提早出现。柴师常用旱莲草滋肝肾之阴，白芍敛妄动之相火，如《注解伤寒论》所论："芍药之酸收，敛津液而益荣。""酸，收也，泄也；芍药之酸，收阴气而泄邪气。"

对妊娠患者，柴师一般不用白芍以养血安胎。白芍具有酸收之性，柴师认为"酸收"是动性，而胎需静养，二者相违背，故不用。柴师认为所谓静，有两个含义：一是妊娠后，不去干扰影响胚胎生长的环境，比如母体的用药、饮食和情绪；二是去除导致胎动不安的因素，如热扰胞宫、肾虚不固等，此时当清热安胎、益肾安胎。在治疗妊娠腹痛的患者（排除异位妊娠后）时，柴师常用土炒白芍缓急止痛，现代药理研究也证实白芍有缓解子宫平滑肌收缩的作用。

【柴师常用量】10g。

白　术

【处方用名】炒白术、焦白术。

【基原】为菊科植物白术的干燥根茎。

【性味归经】苦、甘，温。归脾、胃经。

【功能主治】健脾益气，燥湿利水，止汗，安胎。用于脾虚食少，腹胀泄泻，痰饮眩悸，水肿，自汗，胎动不安。

【用法用量】 6～12g。

【经典论述】

《神农本草经》：气味甘温，无毒，治风寒湿痹、死肌、痉疸，止汗、除热、消食。

《药性赋》：味甘，气温，无毒。可升可降，阳也。其用有四：利水道，有除湿之功；强脾胃，有进食之效；佐黄芩，有安胎之能；君枳实，有消痞之妙。

《医学启源》：能除湿益燥，和中益气，利腰脐间血，除胃中热……其用有九：温中，一也；去脾胃中湿，二也；除脾胃热，三也；强脾胃，进饮食，四也；和脾胃，生津液，五也；主肌肉，六也；治四肢困倦，目不欲开，怠惰嗜卧，不思饮食，七也；止渴，八也；安胎，九也。

《本草汇言》：白术，乃扶植脾胃，散湿除痹，消食除痞之要药也。

《本经逢原》：白术甘温味厚，阳中之阴，可升可降，入脾胃二经。生用则有除湿益燥、消痰利水，治风寒湿痹、死肌痉疸，散腰脐间血及冲脉为病、逆气里急之功；制熟则有和中补气、止渴生津、止汗除热、进饮食、安胎之效。

《本草求真》：白术缘何专补脾气？盖以脾苦湿，急食苦以燥之；脾欲缓，急食甘以缓之。白术味苦而甘，既能燥湿实脾，复能缓脾生津。且其性最温，服则能以健食消谷，为脾脏补气第一要药也……盖补脾之药不一，白术专补脾阳……生则较熟性更鲜，补不腻滞。

【现代药理研究】

白术的有效成分有挥发性成分（主要是萜类成分，包括内酯衍生物）、内酯类、苷类、多糖类及氨基酸等。近年来的研究表明白术具有降脂、利尿、抗菌、抗衰老、抗肿瘤等作用，对神经系统、子宫平滑肌、肠胃运动也有一定作用，还具有调节免疫功能的作用。

如动物实验显示：白术内酯类物质有抑制大鼠胃肠运动的作用，对乙酰胆碱引起的回肠痉挛、子宫收缩及心脏抑制有显著的拮抗作用；有研究表明白术具有促进肠道菌群中的有益菌双歧杆菌和乳杆菌的增殖、改善肠道内菌群状况的功能。白术中的芹烷二烯酮、苍术酮和白术内酯均具有一定的抗炎活性，其中的白术内酯和挥发油是抗肿瘤的活性成分，能有效抑制肿瘤细胞的生长。

白术醇提取物与石油醚提取物对未孕小鼠离体子宫的自发性收缩及对催产素、益母草引起的子宫兴奋性收缩均呈显著抑制作用，并随药物浓度增加而抑制作用增强，存在量效关系。白术醇提取物还能完全拮抗催产素引起的豚鼠在体怀孕子宫的紧张性收缩。白术水提取物对离体子宫的抑制作用较弱。实验结果与传统应用白术安胎相吻合，并提示白术对子宫平滑肌具有直接作用，且安胎成分可能主要是脂溶性的。

【柴师论药】

白术，古人谓其"为脾脏补气第一要药也"（《本草求真》），柴师取其"健脾益气，燥湿利水"之功，常用于多囊卵巢综合征的治疗。多囊卵巢综合征，柴师认为，其病机特点为脾肾不足，痰湿阻滞者多见，其中脾肾的不足为病之本。脾虚生湿，湿聚为痰，痰湿阻滞胞络而成多囊。而白术以健脾补气为主，主要用于脾虚有湿者。脾气健则水湿运化正常、痰浊无以产生，且白术尚有燥湿利水之功，对脾虚诸证可谓标本兼治。临床常配伍茯苓健脾利湿，二者相须为用。

柴师常提醒学生注意相似药物之间的差异，如白术和苍术。临床报道有用苍附导痰丸治疗多囊卵巢综合征者，但柴师临床很少用苍术。柴师认为苍术为芳香、温燥之品，以燥湿为主，能解表发汗，祛风湿，多用于实证。另外，芳香、温燥之品有耗气伤阴之弊，而女性生理病理特点为阴常不足，故不用或小剂量、短期应用。柴师每遇此必强调，用药有个人的观点和习惯，不代表别的用法是错误的，仅供参考而已。

白术的安胎作用亦为柴师临床常用，正如《丹溪心法》所言："妇人有孕则碍脾，运化迟而生湿，湿而生热，古人用白术、黄芩为安胎圣药，盖白术补脾燥湿，黄芩清热故也。"白术健脾，"脾胃为气血生化之源"，脾气固精，脾健则气血盛而胎自安。孕后见脾虚有湿者，症见纳差呕吐、大便溏稀者，常用白术配伍陈皮，取陈皮理气健脾、化湿和中之效，在此基础上常加山药、菟丝子等健脾益肾安胎之品，而不宜用走下利湿的药物，如车前子、薏苡仁、竹叶等，其药物作用之势与安胎相违。

白术有生白术和炒白术之分，功效略有差别。《本经逢原》言"生用则有除湿益燥、消痰利水，治风寒湿痹、死肌痉疸，散腰脐间血及冲脉为病、逆气里急之功；制熟则有和中补气、止渴生津、止汗除热、进饮食、安胎之效"。临床可根据大便情况区分使用，如见脾虚泄泻者，选用炒白术以健脾止泻；脾虚运化乏力而见大便干燥者，可用生白术以健脾生津通便。

【柴师常用量】10～15g。

白头翁

【处方用名】白头翁。

【基原】为毛茛科植物白头翁的干燥根。

【性味归经】苦，寒。归胃、大肠经。

【功能主治】清热解毒，凉血止利，燥湿杀虫。用于热毒血痢，阴痒带下。

【用法用量】9～15g。

【经典论述】

《神农本草经》：味苦，温，无毒。主治温疟，狂易寒热，癥瘕积聚，瘿气，逐血，止痛，治金创。

《本草经疏》：白头翁，《本经》味苦，温无毒。吴绶益以辛寒。详其所主，似为得之。东垣谓其气厚味薄。既能入血主血，应云气味俱厚。可升可降，阴中阳也。入手足阳明经血分。

《本草备要》：泻热凉血。苦坚肾，寒凉血。入阳明血分。胃、大肠。治热毒血痢。仲景治热痢，有白头翁汤，合黄连、黄柏、秦皮。

《本经逢原》：白头翁味苦微寒，入手足阳明血分。《神农本草经》言苦温者，传写之误也。其治温疟狂易寒热等症，皆少阳、阳明热邪固结之病，结散则积血去而腹痛止矣。《别录》止鼻衄，弘景止毒痢，亦是热毒入伤血分之候。

《本草新编》：白头翁，味苦，气温，可升可降，阴中阳也，无毒。一云味甘、苦，有小毒者，非。主温疟、阳狂、寒热，治癥瘕积聚，逐血，愈金疮，祛风暖腰，疗血疝肿，并疗百节骨疼痛。赤毒之痢，所必用也。

或问白头翁，人多错认是鸟名，谁知是《本草》之药耶。《本草》言其功效颇多，皆不足深信。惟伤寒中之下利，乃热毒也，芩、连、栀子不足以解毒，必用白头翁，以化大肠之热，而又不损脾气之阴，逐瘀积而留津液，实有奇功也。若胃虚寒，不思食，及下利完谷不化，不由于湿毒者，俱宜忌之也。

【现代药理研究】

白头翁中主要含有三萜皂苷、三萜酸、木脂素、胡萝卜苷及糖蛋白等成分。现代药理研究显示：白头翁可抑制白三烯和白介素等物质的生成、降低组胺的释放，从而发挥抗炎作用。白头翁对金黄色葡萄球菌、绿脓杆菌、痢疾杆菌、枯草杆菌、伤寒杆菌均有抑制作用。白头翁皂苷可通过影响离子通道来起到舒张血管的作用。白头翁还具有增强免疫力、抗肿瘤、抗氧化、抗血吸虫等作用。

【柴师论药】

白头翁为柴师常用的清热解毒药之一，常用于治疗阳明（肠、胃）热证和盆腔炎性疾病。

对白头翁的药性寒热，历代医家有争议。《神农本草经》中言白头翁"苦，温"。《本草新编》中认为白头翁"味苦，气温"，具有"以化大肠之热，而又不损脾气之阴，逐瘀积而留津液"之功。而《伤寒论》中"下利欲饮水者，以有热故也，白头翁汤主之"，"热利下重者，白头翁汤主之"，"产后下利虚极，白头翁加甘草阿胶汤主之"，从其主治厥阴热痢下重来看，当为苦寒之性。柴师亦从此说。

柴师认为，白头翁入脾经及二阳经（胃、大肠）。脾统血，胃与大肠属阳明，为多气多血之经，故白头翁可通过解脾热、泻二阳之火，入血分而解血分热毒，临床常用于治疗痢疾及急慢性肠炎所致的便血、腹泻等疾病。

白头翁与柴师常用的鱼腥草、金银花、连翘等清热解毒药不同的是白头翁善入下焦，而鱼腥草、金银花、连翘等以走中上焦为主，故柴师喜用白头翁治疗各类盆腔炎症。

从现代药理研究来看，白头翁对多种杆菌、金黄色葡萄球菌及滴虫等能够引起盆腔炎症的致病菌均有明显的抑制作用，对杆菌所致的感染效果尤佳，而胃肠炎症及女性盆腔炎症多与杆菌感染有关。

【柴师常用量】10g。

百　部

【处方用名】百部、肥百部、蜜百部、炙百部。

【基原】为百部科植物对叶百部的干燥块根。

【**性味归经**】甘、苦，微温。归肺经。

【**功能主治**】润肺下气止咳，杀虫灭虱。用于新久咳嗽，肺痨咳嗽，顿咳；外用于治疗头虱，体虱，蛲虫病，阴痒。蜜百部润肺止咳，用于阴虚劳嗽。

【**用法用量**】3～9g；外用适量，水煎或酒浸。

【**经典论述**】

《名医别录》：微温，有小毒，主治咳嗽上气。

《药性论》：使，味甘，无毒。能治肺家热，上气咳逆，主润益肺。

《本草纲目》：百部，亦天门冬之类，故皆治肺病，杀虫。但百部气温而不寒，寒嗽宜之。天冬性寒而不热，热嗽宜之。此为异耳。

《药性解》：味甘苦，性微寒，有小毒，入肺经。主肺热咳逆，传尸骨蒸，杀疳疣寸白诸虫及虱。按：百部专疗咳嗽，宜入肺经，而小毒故能杀虫也。

《本草备要》：润肺杀虫。

甘、苦，微温。能润肺，治热咳嗽。苦能泻热。有小毒，杀蛔、蛲、蝇、虱，一切树木蛀虫。触烟即死。治骨蒸传尸，疳积疥癣。皆有虫。时珍曰：百部亦天冬之类，故皆治肺而杀虫。但天冬寒，热嗽宜之；百部温，寒嗽宜之。根多成百故名。

《本经逢原》：百部为杀虫要药，故肺热劳瘵喘嗽，有寸白虫宜之，蛲虫痢及传尸骨蒸多用之。时珍云：天麦门冬之类，皆主肺痰，但百部气温，肺胃寒者宜之；二冬性寒，肺胃热者宜之。脾胃虚人勿用，以其味苦伤胃也。又浓煎洗牛马虱，树木虫蛀，用填孔中，更削杉木塞之，其虫即死。杀虫之功，于此可知。

《本草分经》：甘、苦，微温。能利肺气，而润肺温肺，治寒嗽，杀虫虱。伤胃滑肠。

【现代药理研究】

百部的主要化学成分为百部生物碱、芪类、去氢苯并呋喃醇类、绿原酸类、类鱼藤酮类、醌类和香豆素类等物质。百部可通过降低呼吸中枢兴奋性，抑制咳嗽反射而表现出良好的镇咳作用，吡咯并氮杂草类母核结构是其止咳的关键。蜜炙对叶百部、蔓生百部可降低其毒性且同时增强其止咳作用。

百部叶碱具有显著的杀虫、抗菌、抗病毒作用，百部水浸液和醇浸液对鼠蛲虫、头虱、体虱、阴虱、臭虫、蝇蛆、孑孓等有杀灭作用，百部水煎剂及醇浸剂、醇提取物对大肠杆菌、金黄色葡萄球菌、绿脓杆菌有明显抑制作用，对叶百部对革兰氏阳性菌、人型结核杆菌有显著的抑制作用。百部还具有抗肿瘤、中枢镇静及镇痛等作用。

【柴师论药】

柴师认为，百部专入肺经，《药性赋》云："百部治肺热，咳嗽可止。"其性虽温，但微温不燥，适当配伍可用于各种咳嗽，无论外感咳嗽还是内伤咳嗽，或寒咳或热咳。如临床用于治疗小儿百日咳，以及肺结核，取得较好的疗效。

从中医的角度来说，肺与大肠相表里，百部走肺经，亦入大肠经，柴师治疗下焦湿热——临床常见如妇科盆腔炎症、泌尿系感染等时，在清热解毒利湿的基础上佐用百部，考虑清热解毒之品多性味苦寒，苦则易燥合热伤阴，寒则伤阳不利于化湿，佐甘、微温之百部以降气、润燥、化湿。另外，柴师注意到百日咳是由百日咳杆菌引起的，肺结核是由结核杆菌引起的，这两种疾病都是杆菌所致，推测百部对杆菌有较好的抑制作用，现代药理研究也证实了这一点。在女性盆腔炎的致病菌中，大肠杆菌为主要致病菌之一，柴师在辨证基础上常佐用百部，也是其"杀虫"作用的体现。

柴师在临证时曾言："肺开窍于鼻，鼻部有病，无论何病，均可用百部进行治疗。"如酒渣鼻，其发生多与毛囊螨虫感染有关；妇科多囊卵巢综合征由于雄激素过高导致鼻部黑头，也是与局部毛囊堵塞感染有关，柴师常以百部与桑白皮、浙贝母同用，以清肺热、杀虫。

柴师也提醒学生，虽然百部无妊娠禁忌，但妊娠感冒咳嗽时不用百部，仍虑其有小毒，恐伤及胎儿。

【柴师常用量】6～10g。

百　合

【处方用名】百合。

【基原】为百合科植物卷丹、百合或细叶百合的干燥肉质鳞叶。

【性味归经】甘，微寒。归心、肺经。

【功能主治】养阴润肺，清心安神。用于阴虚燥咳，劳嗽咯血，虚烦惊悸，失眠多梦，精神恍惚。

【用法用量】6～12g。

【经典论述】

《神农本草经》：味甘，平。主治邪气腹胀，心痛，利大、小便，补中益气。

《本草》云：主邪气腹胀心痛，利大小便，补中益气，除浮肿胪胀，痞满寒热，遍身疼痛，及乳难喉痹，止涕泪。

《本草蒙筌》：味甘，气平。无毒。人因美之，称名百合。白花者，养脏益志，定胆安心。

《景岳全书》：味微甘淡，气平功缓。以其甘缓，故能补益气血，润肺除嗽，定魄安心，逐惊止悸，缓时疫咳逆，解乳痈喉痹，兼治痈疽，亦解蛊毒，润大小便，消气逆浮肿。仲景用之以治百合证者，盖欲借其平缓不峻，以收失散之缓功耳。虚劳之嗽，用之颇宜。

《本经逢原》：百合能补土清金，止嗽利小便，仲景百合病，兼地黄用之，取其能消瘀血也。其曰利大小便者，性专降泄耳。其曰补中益气者，邪热去而脾胃安矣。然性专降泄，中气虚寒，二便滑泄者忌之。

《本草求真》：百合专入心、肺。甘淡微寒。功有利于心肺，而能敛气养心，安神定魄。朱二允曰：百合之甘敛，胜于五味之酸收。然究止属清邪除热利湿之品。因其气味稍缓，且于甘中有收，故于心肺最宜，而不致与血有碍耳。

《神农本草经百种录》：味甘，平。主邪气，腹胀心痛，肺气不舒之疾。利大小便。肺为水源。补中，甘能补脾。益气。肺主气，补肺则气益矣。此以形为治也，百合色白而多瓣，其形似肺，始秋而花，又得金气之全者，故为清补肺金之药。

【现代药理研究】

百合中主要含有甾体皂苷、多糖、酚酸甘油酯、生物碱、黄酮、氨基酸、磷脂及其他烷烃等成分，其中多糖及甾体皂苷为其主要成分。现代药理研究表明，多糖、甾体皂苷及生物碱可抑制多种癌细胞增殖并促进其凋亡。

百合中的生物碱以秋水仙碱为主，秋水仙碱可通过诱导染色体结构变异、阻断染色体分裂而改变细胞发育进程。

卷丹多糖和甾体皂苷还具有抗氧化与清除自由基的作用。甾体皂苷能增加脂肪细胞中葡萄糖的消耗从而降低血糖，还能提高大脑皮层单胺类神经递质的含量，抑制亢进的下丘脑-垂体-肾上腺轴，从而表现出抗抑郁的作用。卷丹提取物可降低免疫调节因子的产生，从而表现出抗炎作用。另外，百合还具有抗疲劳与耐缺氧的作用。

【柴师论药】

百合为补阴药，入心、肺、脾三经，但以心、肺二经为主。可以清肺热、补肺阴，但其作用不如沙参、麦冬强，柴师临床常联合使用，以补肺启肾、金水相生，用于阴血亏虚型卵巢早衰的治疗。

百合又入心经，性微寒可清热，具有清心除烦、安心养神之功。对阴虚有热者尤宜，临床常用于围绝经期患者。妊娠患者的生理特点为阴血下聚以养胎，阴血相对不足而内热中生，且此类患者多焦急不安、心烦不宁，柴师常用百合清心安神而安胎。但由于近年来百合的药理作用显示百合中的秋水仙碱有改变细胞发育进程的可能，故柴师对妊娠早期的患者避免使用本品，而用莲子心、莲须等清心除烦安胎。

【柴师常用量】10 ～ 12g。

半　夏

【处方用名】法半夏、姜半夏、制半夏、清半夏。

【基原】为天南星科植物半夏的干燥块茎。

【性味归经】辛，温；有毒。归脾、胃、肺经。

【功能主治】燥湿化痰，降逆止呕，消痞散结。用于湿痰寒痰，咳喘痰多，痰饮眩悸，风痰眩晕，痰厥头痛，呕吐反胃，胸脘痞闷，梅核气；外用治疗痈肿痰核。

【用法用量】内服一般在炮制后使用，3 ～ 9g。外用适量，磨汁涂或研末以酒调敷患处。

【经典论述】

《神农本草经》：味辛，平。主伤寒寒热，心下坚，下气，咽喉肿痛，头眩，胸胀，咳逆，肠鸣，止汗。

《名医别录》：消心腹胸膈痰热满结，咳嗽上气，心下急痛坚痞，时气呕逆，消痈肿，堕胎，疗痿黄，悦泽面目。生，令人吐，熟，令人下。

《医学启源》：治寒痰及形寒饮冷伤肺而咳，大和胃气，除胃寒，进饮食。治太阳痰厥头痛，非此不能除。

《本草蒙筌》：脾恶湿，半夏专能燥湿胜水。孕妇忌用，恐堕胎元。如不得已用之，复加姜汁炒过。消渴并诸血证尤禁莫加，因燥反助火邪，真阴愈被熬害，津枯血耗，危殆日侵，不得不预防也。

《医学入门》：凡诸血证及自汗，渴者禁用。

《长沙药解》：下冲逆而除咳嗽，降浊阴而止呕吐，排决水饮，清涤涎沫，开胸膈胀塞，消咽喉肿痛，平头上之眩晕，泻心下之痞满，善调反胃，妙安惊悸……缘中脘湿寒，胃土上郁，浊气冲塞，肺津隔碍，收令不行，是以吐衄……当温中燥土，暖水敛火，以治其本，而用半夏降摄胃气，以治其标。

【现代药理研究】

半夏中主要含有生物碱、半夏淀粉、甾醇类、氨基酸、挥发油、芳香族等成分。半夏具有妊娠胚胎毒性及致畸作用。半夏多糖可诱导肿瘤细胞凋亡，从而发挥抗肿瘤的作用。姜半夏可能通过抑制中枢而发挥止呕作用，而半夏的水煎醇沉液可抑制胃液分泌和胃蛋白酶活性，从而具有治疗溃疡作用。但生半夏对于喉头及消化道黏膜有刺激性作用，可引起失音、呕吐、水泻、喉头水肿等症状，现代研究表明，草酸钙针晶为其刺激性成分之一，经过炮制后其含量明显下降，刺激性明显减弱。

【柴师论药】

半夏具有燥湿、消痰、化浊的功效，广泛应用于临床各科。但半夏却不是柴师妇科临床的常用药。柴师再三要求学生必须掌握半夏不同炮制后其功效的区别，要求在本书中向读者说明自己在妇科临床不常用半夏的原因。

半夏的不同炮制方法和功效区别（参考《中华人民共和国药典》）如下：

生半夏：取原药材，除去杂质，洗净，干燥，用时捣碎。有毒，多外用，以消肿止痛为主。

清半夏：取净半夏，大小分开，用8%的白矾溶液浸泡至内无干心，口尝微有麻舌感，取出，洗净，切厚片，干燥。每100kg净半夏，用白矾20kg。清半夏以燥湿化痰为主。

姜半夏：取净半夏，大小分开，用水浸泡至内无干心时，取出。另取生姜切片煎汤，加白矾与半夏共煮透，取出，晾干，或晾至半干，干燥；或切薄片，干燥。每100kg净半夏，用生姜25kg、白矾12.5kg。姜半夏以温中化痰、降逆止呕为主。

法半夏：取净半夏，大小分开，用水浸泡至内无干心，取出；另取甘草适量，加水煎煮二次，合并煎液，倒入用适量水制成的石灰液中，搅匀，加入上述已浸透的半夏，浸泡，每日搅拌1～2次，并保持浸液pH12以上，至剖面黄色均匀，口尝微有麻舌感时，取出，洗净，阴干或烘干，即得。每100kg净半夏，用甘草15kg、生石灰10kg。法半夏以治寒痰、湿痰为主，同时具有调脾和胃的作用。

半夏为辛温之品，开泄之力较强，性偏燥，易伤阴，药性与柴师一贯主张的顾护阴血的学术思想相违背。另外，妇科疾病多治疗周期长，且柴师临证的患者多为外地患者，复诊不易，若长期服用温燥之品，更伤阴血。而且半夏有小毒，也不宜长期使用。

半夏除具有燥湿化痰之功效外，临床应用较多的还有其降逆止呕的功效。如半夏泻心汤、半夏厚朴汤、小半夏汤、大半夏汤等经方就善用半夏来治脾胃痰湿、浊气上犯导致的呕吐。半夏用于治疗妊娠呕吐历史悠久，如《金匮要略》中的名方"干姜人参半夏丸"，用于治疗妊娠呕吐不止。但柴师治疗妊娠呕吐是不主张用半夏的，主要考虑半夏有小毒，《名医别录》中载其能"堕胎"，现代药理研究也证实半夏具有妊娠胚胎毒性及致畸作用，安全性欠佳。除此之外，半夏辛燥伤阴，孕妇阴血下聚以养胎，阴血已亏虚，而呕吐既伤津又伤液，诸多因素相合，更不宜用半夏。

柴师治疗妊娠呕吐时，常用荷叶与百合配伍，两药性平不燥，有化浊止呕之效，可暂缓其急迫，对于所有妊娠呕吐患者均适用。柴师治疗妊娠呕吐的另一个经验是十分注重孕妇的大便通畅与否。因呕吐耗伤气阴，加上足阳明胃气不降，常会导致便秘的产生。大肠不能照常传导，而胃肠积聚生有浊热，此种邪热溢入血分，或扰动血海，胎元不固，致腹痛、阴道出血等孕早期胎动不安之证；或热伤阴血，胎元失养，影响胞宫中胎儿的发育。故对于妊娠呕吐患者，应保持大便通畅，未病先防。

北沙参

【处方用名】北沙参、白条参、莱阳参。

【基原】为伞形科植物北沙参的根。

【性味归经】甘、微苦，微寒。归肺、胃经。

【功能主治】养阴清肺，益胃生津。用于肺热燥咳，劳嗽痰血，胃阴不足，热病津伤，咽干口渴。

【用法用量】5 ～ 12g。

【经典论述】

《神农本草经》：味苦，微寒。主治血积，惊气，除寒热，补中，益肺气。

《本草纲目》：沙参白色，宜于沙地，故名。人参甘苦温，其体重实，当补脾胃元气，因而益肺与肾，故内伤元气者宜之。沙参甘淡而寒，其体轻虚，专补肺气，因而益脾与肾，故金能受火克者宜之。一补阳而生阴，一补阴而制阳，不可不辨之也。

《本草备要》：补阴，泻肺火。甘苦微寒，味淡体轻。专补肺气，清肺养旺，兼益脾肾，脾为肺母，肾为肺子。

《神农本草经百种录》：味苦，微寒。主血积，肺气上逆之血。惊气，心火犯肺。除寒热，肺家失调之寒热。补中，肺主气，肺气和则气充而三焦实也。益肺气。色白体轻故入肺也。久服利人。肺气清和之效。肺主气，故肺家之药气胜者为多。但气胜之品必偏于燥，而能滋肺者，又腻滞而不清虚，惟沙参为肺家气分中理血之药，色白体轻，疏通而不燥，润泽而不滞，血阻于肺者，非此不能清也。

【现代药理研究】

北沙参的主要成分为香豆素类、糖苷、挥发油、木脂素类、黄酮类、聚炔类、酚酸类、单萜类等。北沙参具有增强巨噬细胞的吞噬作用、抑制红细胞溶血、抑制脂质过氧化、增强机体免疫功能的作用。聚炔类成分及香豆素类化合物具有显著镇痛作用，聚炔类物质还具有很强的抗革兰氏阳性菌的活性作用，而呋喃香豆素则具有抗肿瘤作用。北沙参还具有抑制血栓素 A_2 生成、促进前列环素生成、抑制血小板聚集和血管收缩的作用，多被应用于冠心病的治疗。北沙参甲醇提取物可抑制酪氨酸酶的活性，从而干扰黑色素的合成过程，故可用以治疗黑斑病和雀斑等黑色素过多症。此外，北沙参还具有抗氧化、镇咳祛痰等作用。

【柴师论药】

临床沙参有南沙参、北沙参之分：其形粗大，质较疏松的为南沙参；其形细长，质坚疏密的为北沙参。一般认为两药功效相似，均属养阴药，具有养阴清肺、益胃生津的功效。但北沙参的滋阴功效强于南沙参，柴师在临床常选用北沙参。

柴师认为北沙参主入肺经，兼入胃经，可以大补肺气、养肺胃之阴，性微寒又可清肺胃之热。从北沙参的性味归经及功效来看，其主要作用点集中在中上焦，但柴师将其广泛用于多种妇科疾病的治疗中，如卵巢早衰、妇科出血性疾病等。

卵巢早衰最常见的病因是由于劳心、劳神、劳力和房劳等劳累过度导致肝肾阴血不足，冲任亏虚，胞脉失养而闭经；阴血不足，虚热上炎，热扰心神，可见心烦失眠、潮热汗出等症。对于此类证型，柴师常重用北沙参（15～20g），取其补肺气以生肾水，即柴师所谓"补肺启肾"之意。正如《本草备要》所论："补阴，泻肺火。甘苦微寒，味淡体轻。专补肺气，清肺养旺，兼益脾肾，脾为肺母，肾为肺子。"《得配本草》所谓"补阴以制阳，清金以滋水"是也。柴师喜用北沙参，还因其益肺气，但却没有益气药的燥性；可滋肺阴，但无滋腻碍胃之弊，"色白体轻，疏通而不燥，润泽而不滞"（《神农本草经百种录》），尤其适合卵巢早衰患者治疗周期长、需要长期用药的特点。临床常配伍玉竹、石斛等清热养阴之品同用（详见后文"玉竹""石斛"的相关论述）。

对出血性疾病，如崩漏、经期延长等，以及妊娠相关疾病如胎动不安、胎漏，症见阴道出血色红质稠，伴口干口渴，舌红苔干，脉细数等，柴师以北沙参为君，配伍旱莲草、女贞子、地骨皮、玉竹、生牡蛎等清热养阴、益气固冲止血。若上述疾病见舌质嫩红者，北沙参用量不宜过大（常用10～15g），柴师认为嫩舌为虚证之舌，提示气血不足兼有水湿停滞，此时可配伍枸杞子、川断、茯苓等益肾健脾之品以温化水湿；若舌质绛红，北沙参可重用（常用15～30g），大补肺气以滋肾水而清热。

跟诊时，柴师曾多次谈及重用北沙参治疗产后无尿验案一则。时间可以追溯到20世纪70年代末，柴师被派到北京市妇产医院会诊一位重病患者。患者因妊娠高血压导致胎死宫内、胎盘剥离大出血，导致肾衰竭，患者无尿。柴师考虑患者为阴血大伤，故不选用生黄芪、党参等性温之品，采用内科大家姚正平的经验，用北沙参60g，生甘草20g大补肺胃之气，补肺启肾水，以复三焦气化功能，患者症状很快缓解并治愈。5年后随访，该患者血压正常并生育子女二人。

对于产后出汗，柴师常用北沙参和浮小麦配伍治疗，以补益肺气，固表止汗。

柴师临床还用北沙参治疗腹泻，无论寒热。经验配伍为北沙参配黄连、泽泻，柴师解释用药含义：北沙参补肺气，气能固摄，肺与大肠相表里，大肠主传导糟粕和吸收津液，肺气足，则大肠传导功能恢复正常而不泻；黄连，走中焦厚肠胃，故能止泻；泽泻，升清降浊，分利水道，三药合用而腹泻止。若湿热之象明显，如舌苔厚腻、大便黏滞不爽、味臭，可加白头翁或野菊花；若舌淡苔薄或少苔，大便质稀，可加白术以健脾化湿。

【柴师常用量】10～20g。

补骨脂

【处方用名】补骨脂、破故纸、黑故子。

【基原】为豆科植物补骨脂的干燥成熟果实。

【性味归经】辛、苦，温。归肾、脾经。

【功能主治】温肾助阳，纳气平喘，温脾止泻；外用消风祛斑。用于肾阳不足，阳痿遗精，遗尿尿频，腰膝冷痛，肾虚作喘，五更泄泻；外用治白癜风，斑秃。

【用法用量】6～10g；外用20%～30%，酊剂涂患处。

【经典论述】

《开宝本草》：主五劳七伤，风虚冷，骨髓伤败，肾冷精流及妇人血气堕胎。

《本草纲目》：治肾泄，通命门，暖丹田，敛精神。

《本草经疏》：补骨脂，能暖水脏；阴中生阳，壮火益土之要药也。

《本草经读》:(《开宝本草》云）堕胎者，言其人素有堕胎之病，以此药治之，非谓此药堕之也。盖胎藉脾气以长，藉肾气以举，此药温补脾肾，所以大有固胎之功。数百年来，误以黄芩为安胎之品，遂以温药碍胎，见《开宝》有堕胎二字，遽以堕字不作病情解，另作药功解。或问《神农本草经》牛膝本文，亦有堕胎二字，岂以堕字作药功解乎？曰，彼顶逐血气句来，惟其善逐，所以善堕，古文错综变化，难与执一（而论）。

《玉楸药解》：温暖水土，消化饮食，升达脾胃，收敛滑泄、遗精、带下、溺多、便滑诸证。

【现代药理研究】

补骨脂含有香豆素类、黄酮类、单萜酚类、微量元素、类脂化合物、糖苷类化合物等成分。

补骨脂具有雌激素样作用，实验表明，补骨脂干粉能促进切除卵巢后成年雌鼠的阴道角化，补骨脂可引起去卵巢雌鼠的动情周期的变化，且能明显增加其子宫的重量。补骨脂具有抗早孕的作用，异补骨脂素、补骨脂酚对小鼠有明显的抗着床作用，其避孕能力取决于雌激素活性。

补骨脂素可促进软骨细胞的细胞周期蛋白的表达，活化蛋白激酶刺激成骨细胞增殖。补骨脂还具有抗肿瘤作用，对胃癌、乳腺癌、前列腺癌、肝癌、皮肤癌有明显抑制效果。补骨脂对幽门螺杆菌有良好的抑制作用，对口腔多种微生物有较好的抗菌活性，且可有效抑制皮肤真菌的生长。补骨脂还具有抗氧化、抗炎、抗抑郁、抗应激、抗血栓、保护神经等作用。另外补骨脂对肝脏具有双重影响，补骨脂水提取物和补骨脂酚通过抑制活性氧生成和线粒体功能障碍保护肝细胞，而补骨脂酚可诱发胆汁淤积性肝毒性。

【柴师论药】

补骨脂，辛、苦，温，入肾经和脾经，善补肾，兼补脾。柴师认为补骨脂偏温，温肾止痛作用强，对肾阳虚的腰痛效果佳。补骨脂善补命门之火，而命门之火为全身阳气之根，五脏阳气皆源于此。命门火衰临床可见精神萎靡不振、宫寒不孕、五更泄泻、尿频甚则遗尿，男科多见遗精等症状，均可用此药配伍白芍、莲须同用治疗。柴师忆及早年跟诊儿科名家祁振华时，祁老常用补骨脂治疗小儿遗尿，效果非常满意。

补骨脂，柴师常用于中年女性，尤其是接近更年期的女性患者。柴师的"肾之四最"指出"肾生最先、肾足最迟、肾衰最早、肾最需护"，女性中年、老年时期正是"肾衰最早、肾最需护"的年龄段。这个时期，命门火衰主要表现为肾的生殖功能下降，直至"地道不通，而无子矣"，肾的其他生理功能，如对全身各脏腑机能的温煦和推动作用、肾司开阖对水液代谢的调节作用也减退。柴师认为：这个年龄段症见尿频（排除泌尿系感染），甚则遗尿，就是此药的用药指征。补骨脂温补肾阳的同时，还能温煦脾阳，也符合"天癸已绝，治从太阴"的观点。《本草经疏》称补骨脂为"壮火益土之要药"，《玉楸药解》亦认为补骨脂能"温暖水土，消化饮食，升达脾胃"，脾胃健运，气血化源充足，命门之火才能得以维系。具体运用时，柴师强调一定要配伍养血药同用。

虽然《开宝本草》认为补骨脂可以用于"妇人血气堕胎"，《本草经读》亦认为"此药温补脾肾，所以大有固胎之功"，但柴师安胎不用此药，虑其辛温，有扰血海之弊。现代药理研究已经证实补骨脂具有较明显的抗早孕作用，故妊娠患者还是不用为宜。

【柴师常用量】10g。

柴　胡

【处方用名】柴胡。

【基原】为伞形科植物柴胡的根。

【性味归经】辛、苦，微寒。归肝、胆、肺经。

【功能主治】疏散退热，疏肝解郁，升举阳气。用于感冒发热，寒热往来，胸肿胀痛，月经不调，子宫脱垂，脱肛。

【用法用量】3～10g。

【经典论述】

《神农本草经》：味苦，平。主治心腹，去肠胃中结气，饮食积聚，寒热邪气，推陈致新。

《药性赋》：味苦，平，气微寒，无毒。升也，阴中之阳也。其用有四：左右两傍胁下痛，日晡潮热往来生。在脏调经内主血，在肌主气上行经。手足少阳表里四经之药也。

《景岳全书》：味苦微辛，气平微寒。气味俱轻，升也，阳中之阴。用此者，用其凉散，平肝之热，入肝、胆、三焦、心胞四经……愚谓柴胡之性，善泄善散，所以大能走汗，大能泄气，断非滋补之药。凡病阴虚水亏而孤阳劳热者，不可再损营气，盖未有用散而不泄营气者，未有动汗而不伤营血者。

《本草分经》：苦，微寒。胆经表药，能升阳气下陷，引清气上行，而平少阳厥阴之邪热。宣畅气血，解郁调经，能发表，最能和里。亦治热入血室，散十二经疮痈病。在太阳者，服之则引贼入门；病入阴经者服之则重虚其表，用宜详慎。

《医学衷中参西录》：味微苦，性平。禀少阳生发之气，为足少阳主药，而兼治足厥阴。肝气不舒畅者，此能舒之；胆火甚炽盛者，此能散之；至外感在少阳者，又能助其枢转以透膈升出之，故《神农本草经》谓其主寒热，寒热者少阳外感之邪也。又谓其主心腹肠胃中结气，饮食积聚，诚以五行之理，木能疏土，为柴胡善达少阳之木气，则少阳之气自能疏通胃土之郁，而其结气饮食积聚自消化也。

【现代药理研究】

柴胡中主要含有的成分包括皂苷类、香豆素类、黄酮类、挥发油类、多糖类等化学成分。研究证明，柴胡能兴奋子宫及其周围组织，并能调节胃肠运动功能。实验证明柴胡可以显著降低小鼠血清总胆固醇、甘油三酯、低密度脂蛋白、胆固醇的实验性升高。柴胡多糖对坏死剂引起的急性胃黏膜损伤有明显的保护作用，柴胡皂苷有降低胃蛋白酶活性、抑制胃液分泌和缩小溃疡面积的作用。柴胡皂苷通过抑制炎性渗出、毛细血管通透性升高、炎症介质释放、白细胞游走和结缔组织增生等炎症过程发挥其抗炎作用。柴胡多糖能够通过促使肿瘤坏死因子的生成达到抗癌作用，而柴胡皂苷具有干扰肿瘤细胞增殖、诱导细胞凋亡等抗肿瘤作用。柴胡总皂苷具有抗抑郁焦虑作用。此外，柴胡还具有抗病毒、提高机体免疫力的作用。

【柴师论药】

柴胡味苦、辛，性微寒，在统编《中药学》教材中药物归类为解表药，可疏散风热，具有寒热往来发热特点的外感常用柴胡来祛邪解表退热。柴师门诊因患者病种很少有外感疾患的关系，很少用到柴胡的此类功效。

柴师认为柴胡主入肝胆二经，妇科最常用柴胡的疏肝解郁之功效。使用时当特别注意患者的年龄和用量，若用之不当，可能有启动相火之弊。柴师认为对于青少年、围绝经期或老年患者当慎用柴胡，且青少年患者尤宜慎用。因为青少年的生理特性就是生发之象，生命力旺盛，用柴胡不当一方面可能过早启动相火，导致性早熟的发生，另一方面可能使相火更旺导致性活跃。这个年龄若需清热疏肝，可用合欢皮清热凉血、活血疏肝。而对于围绝经期或老年患者，阴血亏虚为其本，水不涵木，柴师常用"肝无所索则急"，此时再过用柴胡，必然导致相火妄动，甚则"促命期"。此年龄段若欲疏肝清热，柴师多用钩藤、郁金、绿萼梅等。若中年患者，经临床辨证需要清热疏肝及用升提药时，柴师用柴胡的量最多用至5g，一般用量3g。

柴师曾讲述从医早年间的两则有关柴胡的医案，让学生们对柴胡"启相火之弊"印象深刻。一则为16岁左右患儿，第二性征已发育，因年幼时曾遭猥亵，从此烦躁不宁，不能迈腿走路。经治疗症状缓解，但每服含柴胡的制剂则病情复发或加重。另一则为40余岁的女性患者，烦躁难耐以至于徒手抓墙、指甲破损而不觉痛，问其病因，诉乃因服用某方柴胡30g后出现上述症状，柴师治以乌梅、川柏为主，以收下焦相火、清下焦妄动之火，收效良好。柴师对柴胡之弊的认识源于此。但柴师强调此为自己个人体会，不否认其他医家的经验，如名家许公岩，喜用柴胡疏肝木、健脾土，最多用量至2～3两。而妇科名家刘奉五，一般柴胡用1.5～2钱，以疏肝、止血，且多与白芍同用。

【柴师常用量】3～5g。

车前子

【处方用名】车前子、车前仁、前仁。

【基原】为车前科植物车前的干燥成熟种子。

【性味归经】甘，微寒。归肝、肾、肺、小肠经。

【功能主治】清热利尿通淋，渗湿止泻，明目，祛痰。用于热淋涩痛，水肿胀满，暑湿泄泻，目赤肿痛，痰热咳嗽。

【用法用量】9～15g，包煎。

【经典论述】

《神农本草经》：味甘，寒。主治气癃，止痛，利水道小便，除湿痹。

《药性论》：能去风毒，肝中风热，毒风冲眼目，赤痛障翳，脑痛泪出，去心胸烦热。

《日华子本草》：通小便淋涩，壮阳。治脱精，心烦。下气。

《景岳全书》：味甘微咸，气寒，入膀胱、肝经。通尿管热淋涩痛，驱风热目赤翳膜，利水，能除湿痹。性滑极善催生，兼治湿热泻痢，亦去心胸烦热。

《本草汇言》：车前子，行肝疏肾，畅郁和阳，同补肾药用，令强阴有子；同和肝药用，治目赤目昏；同清热药用，止痢疾火郁；同舒筋药用能利湿行气，健运足膝，有速应之验也。设情动过节，膀胱虚，气艰于化而津不行、溺不出者，单用车前疏泄，闭愈甚矣，必加参、苓、甘、麦，养气节欲，则津自行，溺乃出也。

《本草经疏》：车前子，其主气癃、止痛，通肾气也。小便利则湿去，湿去则痹除。伤中者必内起烦热，甘寒而润下，则烦热解，故主伤中。女子淋沥不欲食，是脾肾交病也，湿去则脾健而思食，气通则淋沥自止，水利则无胃家湿热之气上熏，而肺得所养矣。男女阴中俱有二窍，一窍通精，一窍通水。二窍不并开，故水窍常开，则小便利而湿热外泄，不致鼓动真阳之火，则精窍闭而无漏泄，久久则真火宁谧，而精用益固，精固则阴强，精盛则生子。肾气固即是水脏足，故明目及疗赤痛。轻身耐老，即强阴益精之验。肝、肾、膀胱三经之要药也。

《本草新编》：车前子，味甘、咸，气微寒，无毒。入膀胱、脾、肾三经。功专利水，通尿管最神，止淋沥泄泻，能闭精窍，祛风热，善消赤目，催生有功。但性滑，利水可以多用，以其不走气也；泻宜于少用，以其过于滑利也。

《神农本草经百种录》：味甘，寒。主气癃，止痛，利水道小便，专利下焦气分。除湿痹。湿必由膀胱出，下焦利则湿气除。久服轻身耐老。气顺湿除，则肢体康强也。凡多子之药皆属肾，故古方用入补肾药也。盖肾者，人之子宫也。车前多子，亦肾经之药。然以其质滑而气薄，不能全补，则为肾府膀胱之药。膀胱乃肾气输泄之道路也。

《医林纂要探源》：车前子，功用似泽泻，但彼专去肾之邪水，此则兼去脾之积湿；彼用根，专下部，此用子，兼润心肾。又甘能补，故古人谓其强阴益精。

【现代药理研究】

车前子中主要含有苯乙醇苷、环烯醚萜类、黄酮、多糖等化学成分。车前子多糖具有调节小鼠阴道菌群失调的作用。车前子可降低血清胆固醇、血清甘油三酯的水平。车前子对氧化损伤所致的晶体上皮细胞凋亡有着较强的抑制作用。车前子苷具有祛痰、镇咳作用。车前子多糖可以提高小鼠的小肠推进率，改善小鼠小肠运动障碍，起到缓泻作用。车前子还具有促进胆汁分泌、调节血糖、抗炎、抗肿瘤作用。此外，最新研究（2016年）发现车前子的水提物具有雌激素样活性，且是通过雌激素受体 $ER\alpha$ 和 $ER\beta$ 共同介导发挥。车前子在体内发挥雌激素样作用的分子机制可能为促进 $ER\alpha$ mRNA 的表达。

【柴师论药】

《药性赋》中言："车前子止泻利小便兮，尤能明目。"指出了车前子的主要功有清热利尿、利湿止泻、清肝明目，也是临床常用的几个功效。

车前子清热利尿功效常用于治疗小便的淋沥涩痛，即西医学的泌尿系感染，典型方剂如八正散。柴师认为车前子的利尿作用比较强，有利水消肿的效果，如由于水湿停聚导致的水肿，可配伍茯苓、泽泻同用。车前子的止泻作用也与其利尿作用相关，即"利小便以实大便"，通过渗湿、调节水液代谢平衡达到止泻的目的。

车前子，利湿，走下，因为子类，妇科名家刘奉五认为：车前子"入肾泄肾浊能补肾气，是以通为补。肾气丸中用车前子、牛膝佐六味丸治疗肾虚尿闭，取其下降补肾之功"，而五子衍宗丸中用车前子的目的是"补中有通，通中有补，既补肾又通利"。刘老常用车前子合萹蓄、瞿麦治疗闭经。

柴师常将车前子和川芎同用治疗闭经：车前子入肾走下、通利下焦；川芎入血海，理气活血，可加强车前子的功效，且现代药理研究发现车前子有雌激素样作用，有助于子宫内膜的生长，最终导致月经来潮。对闭经患者使用车前子时，需注意用药时机：柴师强调需待血海充实、脉呈滑象时，才于方中加入车前子，以助走下之力。

车前子和川芎的配伍，也是柴师常用于治疗多囊卵巢综合征的药物组合。笔者曾对柴师治疗多囊卵巢综合征的用药特点进行总结，其中用药频率最高的两味药即为川芎（54.32%）和车前子（52.39%）。柴师认为该病的主要病机特点为脾肾不足、痰湿阻滞，故用车前子"入肾泄肾浊能补肾气"，川芎辛温活血理气的同时化湿消滞，在此基础上常配伍薏苡仁、杜仲以补肾除湿走下。

【柴师常用量】10g。

川贝母

【处方用名】川贝、川贝母、贝母。

【基原】为百合科植物川贝母的鳞茎。

【性味归经】甘、苦，性微寒。归肺、心经。

【功能主治】清热润肺，化痰止咳，散结消痈。用于肺热燥咳，干咳少痰，阴虚劳嗽，痰中带血，瘰疬，乳痈，肺痈。

【用法用量】3～10g；研粉冲服，一次1～2g。

【经典论述】

《神农本草经》：主伤寒烦热，淋沥邪气，疝瘕，喉痹，乳难，金创，风痉。

《药性论》：治虚热，主难产作末服之；兼治胞衣不出，取七枚末，酒下；末，点眼去肤翳；主胸胁逆气，疗时疾黄疸，与连翘同主项下瘤瘿疾。

《药鉴》：辛能散郁，苦能降火，故凡心中不和，而生诸疾者，皆当用之。治喉痹，消痈肿，止咳嗽，疗金疮，消痰润肺之要药也。

《本草新编》：消热痰最利，止久嗽宜用，心中逆气多愁郁者可解，并治伤寒结胸之症，疗人面疮能效。难产与胞衣不下，调服于人参汤中最神。黄瘅赤眼，消渴除烦，喉痹，疝瘕，皆可佐使，但少用足以成功，多用或以取败。宜于阴虚火盛，不宜于阳旺湿痰。

《本草崇原》：贝母川产者味甘淡，土产者味苦辛。《神农本草经》气味辛平，合根苗而言也。根形象肺，色白味辛，生于西川，清补肺金之药也。主治伤寒烦热者，寒邪在胸，则为烦为热。贝母清肺，故胸中之烦热可治也。淋沥邪气者，邪入膀胱，不能随太阳而出于肤表，则小便淋沥。贝母通肺气于皮毛，故淋沥邪气可治也。疝瘕乃肝木受病。治疝瘕，金能平木也。喉痹乃肺窍内闭，治喉痹，通肺气也。乳难乃阳明津汁不通。金疮风，乃阳明经脉受伤，贝母色白味辛，禀阳明秋金之气，内开郁结，外达皮肤，故皆治之。

《长沙药解》：贝母苦寒之性，泻热凉金，降浊消痰，其力非小，然轻清而不败胃气，甚可嘉焉。其诸主治，疗喉痹，治乳痈，消瘿瘤，去努肉，点翳障，敷疮痈，止吐衄，驱痰浊，润心肺，解燥渴，清烦热，下乳汁，除咳嗽，利水道。

【现代药理研究】

贝母中主要含有生物碱、皂苷、萜类、甾体、脂肪酸等化学成分。研究表明，贝母碱可增强子宫收缩，而西贝母碱对大鼠子宫有剂量依赖性的松弛作用。贝母的总生物碱部分具有显著的镇咳作用。贝母可缓解支气管平滑肌痉挛从而改善通气状况，且能明显降低外周组织的氧需求量，进而增强平喘作用。贝母可通过抑制胃蛋白酶活性发挥抗溃疡作用，通过抑制中枢发挥镇静镇痛作用，还可通过抑制肿瘤细胞增殖活性发挥抗肿瘤作用。此外，川贝母还具有抗氧化、抗菌等作用。

浙贝母

【**处方用名**】浙贝、大贝、象贝、元宝贝、珠贝。

【**基原**】为百合科植物浙贝母的干燥鳞茎。

【**性味归经**】苦，寒。归肺、心经。

【**功能主治**】清热化痰止咳，解毒散结消痈。用于风热咳嗽，痰火咳嗽，肺痈，乳痈，瘰疬，疮毒。

【**用法用量**】5～10g。

【**经典论述**】

《本草正》：大治肺痈肺萎，咳喘，吐血，衄血，最降痰气，善开郁结，止疼痛，消胀满，清肝火，明耳目，除时气烦热，黄疸淋闭，便血溺血；解热毒，杀诸虫及疗喉痹，瘰疬，乳痈发背，一切痈疡肿毒，湿热恶疮，痔漏，金疮出血，火疮疼痛，较之川贝母，清降之功，不啻数倍。

《本草从新》：去时感风痰。

《本草纲目拾遗》：解毒利痰，开宣肺气，凡肺家夹风火有痰者宜此。

【**现代药理研究**】

浙贝母的主要化学成分为生物碱类，包括浙贝母碱（贝母素甲）、去氢浙贝母碱（贝母素乙）、贝母辛、贝母定、贝母替定等。浙贝母可抑制实验动物的慢性非细菌性前列腺炎，有抗炎作用。贝母还具有抗癌作用，贝母素甲及贝母素乙均可抑制实验动物的4T1炎性乳腺癌细胞及诱导产生的乳腺癌干细胞的增殖，并能调节炎性微环境。此外，浙贝母尚具有镇咳祛痰、改善肺功能、抗胃溃疡、镇痉、逆转耐药等功效。

【**柴师论药**】

川贝母（简称川贝）和浙贝母（简称浙贝）是两种不同的药物，不仅仅是价格的区别。川贝，苦、甘，微寒，浙贝，苦，寒；川贝质甘润，偏于润燥化痰，如临床常见的久咳、燥咳；浙贝清热作用强于川贝，善于清化热痰，善治肺实热所致的咳嗽。川贝和浙贝临床应用的区别点是，在一定范围内可简单概括为慢性疾病多用川贝，疾病的急性期多用浙贝。

川贝本非妇科常用药，但柴师认为川贝具有很好的散结而不伤正及调理气机、促气化的功效，从而灵活地应用于乳腺结节、子宫内膜异位症疼痛明显者，以及妇科慢性盆腔炎症尤其是伴有盆腔炎性包块者。这些病症的特点，也即是柴师用川贝的指征，柴师归纳为"非寒性的凝滞、郁结、肿块、功能障碍"。之所以强调非寒性，是因为川贝其性为微寒，本身不具有祛寒的作用。上述病症大多病程长，临床症状郁、瘀同见，气郁易化热，瘀久也易化热，热伤阴血，病程更为缠绵难愈。而川贝消癥散结的同时微寒可清热、味甘质润不伤阴，甚为契合。若有寒象，柴师则常配伍川芎、桂枝等温动之品。

此外，柴师回忆早年医案时，言及曾以川贝和桃仁（桃仁专入肝经）为主，配伍泽泻、猪苓、茯苓、生甘草治疗肝硬化腹水、膀胱尿潴留等；以川贝和杏仁（杏仁入肺）为主，配伍石韦、荷梗、丝瓜络治疗女性肾盂肾炎，疗效满意。

由于川贝产量低，导致川贝的价格昂贵。柴师常言："医生当有经济意识，在不影响疗效的前提下，当选用产量大的药物择之用之。"如柴师经常用浙贝和桔梗或浙贝和杏仁配伍来替代川贝散结、走气化的作用，尽量减小患者的经济负担。

川贝消癥散结之功比较强，所以柴师不用于妊娠患者。若遇孕妇咳嗽诸证，常用桑白皮、桔梗、百合之类。

【柴师常用量】川贝母 3～6g；浙贝母 10g。

川　芎

【处方用名】川芎。

【基原】为伞形科植物川芎的干燥根茎。

【性味归经】辛，温。归肝、胆、心包经。

【功能主治】活血行气，祛风止痛。用于胸痹心痛，胸胁刺痛，跌扑肿痛，月经不调，经闭痛经，癥瘕腹痛，头痛，风寒湿痹。

【用法用量】3 ～ 10g。

【经典论述】

《神农本草经》：味辛，温。主治中风入脑头痛，寒痹，筋挛缓急，金创，妇人血闭无子。

《药性赋》：味辛，气温，无毒。升也，阳也。其用有二：上行头角，助清阳之气止痛；下行血海，养新生之血调经。

《本草新编》：川芎，味辛，气温，升也，阳也，无毒。入手、足厥阴二经。功专补血。治头痛有神，行血海，通肝经之脏，破症结宿血，产后去旧生新，凡吐血、衄血、溺血、便血、崩血，俱能治之。血闭者能通，外感者能散，疗头风甚神，止金疮疼痛。此药可君可臣，又可为佐使，但不可单用，必须以补气、补血之药佐之，则利大而功倍。

《本草汇言》：芎䓖，上行头目，下调经水，中开郁结，血中气药。味辛性阳，气善走窜而无阴凝黏滞之态，虽入血分，又能去一切风、调一切气。同苏叶，可以散风寒于表分，同芪、术，可以温中气而通行肝脾，同归、芍，可以生血脉而贯通营阴，若产科、眼科、疮肿科，此为要药。

《医学衷中参西录》：味辛、微苦、微甘，气香窜，性温。温窜相并，其力上升、下降、外达、内透，无所不至。故诸家本草，多谓其能走泄真气，然无论何药，皆有益有弊，亦视用之何如耳。其特长在能引人身清轻之气上至于脑，治脑为风袭头疼、脑为浮热上冲头疼、脑部充血头疼。其温窜之力，又能通活气血，治周身拘挛，女子月闭无子。虽系走窜之品，为其味微甘且含有津液，用之佐使得宜，亦能生血。四物汤中用川芎，所以行地黄之滞，所以治清阳下陷时作寒热也。若其人阴虚火升，头上时汗出者，川芎即不宜用。

【现代药理研究】

川芎主要的化学成分包含苯酞类化合物、生物碱、有机酸、多糖等，苯酞类化合物是其主要化学成分。苯酞类和有机酚酸类是川芎主要活性成分。现代药理研究表明，川芎中的活性成分对心脑血管系统、神经系统、呼吸系统及肝、肾等具有多方面的药理活性。

文献报道：苯酞类化合物具有抗血小板聚集和抗血栓形成、降低血液黏稠度的作用；调节心脏功能、防护脑缺血的作用；抑制平滑肌细胞增殖、舒张平滑肌的作用；镇静和促进睡眠的作用；等等。有机酚酸类化合物可以显著改善血液流动性、抑制血小板聚集、降低血脂、预防血栓形成，在国内临床上已用于治疗心绞痛和高血压。

川芎嗪一直被认为是川芎的有效成分，对其进行药理研究较广泛，研究结果显示川芎嗪具有抗血小板聚集、扩张血管、抗门静脉高压、抗动脉粥样硬化、抗心肌炎和心肌肥厚等作用。但川芎嗪在药材中的含量很少，不能作为川芎质量控制的指标性成分，对于川芎中川芎嗪的认识仍有争议。

【柴师论药】

跟师期间，笔者曾统计分析过柴师用药，其中川芎为柴师妇科常用药之首，广泛应用于各种妇科疾患。

川芎为辛温之品，理气活血，走而不守，《本草汇言》中有一句话很好地概括了川芎的特性，即"上行头目，下调经水，中开郁结"，可以畅达上中下三焦。柴师常以少量川芎（一般3～5g）为引经药，根据不同的配伍达到"上入颠顶，下入血海"的目的。如治疗高泌乳素血症所引起的闭经或月经量少，柴师考虑该病病位在脑垂体，居高位，中医辨证为热毒内侵，局部受损，故常用菊花、金银花清热解毒，配伍川芎引药直达病所。川芎与菊花的配伍，柴师也常用于头痛的治疗。

对多囊卵巢综合征患者常伴的鼻部黑头，柴师常以川芎和浙贝同用。从病理学的角度，鼻部黑头是因毛孔闭塞、局部细菌感染所致。从中医的角度，"肺开窍于鼻"，浙贝入肺经，善清肺热，还有散结之功效，而川芎引药上行，又可开毛窍，二者相须为用。面部色斑的患者，柴师则常用泽兰、冬瓜皮和川芎配伍，冬瓜皮祛湿，以皮治皮，泽兰走脾胃，善祛阳明之瘀滞，面部为阳明所主，三者合用为治疗面部色斑的常用组合，临床效果明显。

川芎为血中之气药，在妇科疾病中常为佐使或引经之品，其下入血海的特性，能更好地将其他药物的作用引入病所。如血海亏虚之闭经或月经量少，常用熟地黄和川芎，熟地黄守而不走，川芎走而不守，又能消熟地黄滋腻之性，二者合用养血活血。在多囊卵巢综合征的治疗中，川芎的使用最为广泛，常用川芎和杜仲，补肾活血走下；川芎和薏苡仁或川芎和车前子的配伍以活血利湿通利，柴师认为该病主要病机为脾肾不足、痰湿阻滞胞络，这些组合均起到直达病所的效果。而川芎辛温善走，通达脉络的功效，在柴师临床治疗各种疼痛时得以体现，如子宫内膜异位症或盆腔炎性的疼痛，常用川芎和茜草炭、三七粉等配伍以活血散结止痛。若患者月经正常，月经刚结束，此时血海空虚，不宜动血，如欲用川芎则用量宜小，柴师常用2g，以"养新生之血调经"（《药性赋》）。

虽然川芎应用广泛，但毕竟为辛散动血之品，易耗伤阴血，故月经量多、先期，有妊娠可能者不用本品。对于围绝经期患者伴头痛者，柴师亦不用川芎，因此年龄段的女性生理特点是以阴血不足为主，头痛多为阴不

敛阳、阴虚阳亢所致，常用枸杞子、菊花、钩藤以养肝血清肝热，头痛
自除。

【柴师常用量】3～6g。

丹　参

【处方用名】丹参。

【基原】为唇形科植物丹参的干燥根和根茎。

【性味归经】苦，微寒。归心、肝经。

【功能主治】活血祛瘀，调经止痛，清心除烦，凉血消痈。用于胸痹
心痛，脘腹胁痛，癥瘕积聚，热痹疼痛，心烦不眠，月经不调，痛经经
闭，疮疡肿痛。

【用法用量】10～15g。

【经典论述】

《神农本草经》：味苦，微寒。治心腹邪气，肠鸣幽幽如走水，寒热积
聚，破癥除瘕，止烦满，益气。

《名医别录》：无毒。主养血，去心腹痼疾、结气，腰脊强，脚痹，除
风邪留热。久服利人。

《日华子本草》：养神安志，通利关脉，治冷热劳，骨节疼痛，四肢不
遂，排脓，止痛，生肌，长肉，破宿血，补新生血，安生胎，落死胎，止
血崩，带下。调妇人经脉不匀，血邪心烦恶疮疥癣，瘿赘肿毒，丹毒，头
痛，赤眼，热温狂闷。

《本草纲目》：丹参色赤味苦，气平而降，阴中之阳也。入手少阴、厥
阴经。心与包络血分药也。《妇人明理论》：四物汤治妇人病，不问产前、
产后、经水多少，皆可通用。惟一味丹参散，主治与之相同。盖丹参能破

宿血，补新血，安生胎，落死胎，止崩中带下，调经脉，其功大类当归、地黄、川芎、芍药故也。活血，通心包络，治疝痛。

《本草新编》：丹参，味苦，气微寒，无毒。入心、脾二经。专调经脉，理骨筋酸痛，生新血，去恶血，落死胎，安生胎，破积聚症坚，止血崩带下。脚痹软能健，眼赤肿可消。辟精魅鬼祟，养正祛邪，治肠鸣亦效。仅可佐使，非君臣之药，用之补则补、用之攻乃攻，药笼所不可缺也。其功效全在胎产之前后，大约产前可多加，产后宜少用，自然成功多，而取败少也。

《本草备要》：补心，生血，去瘀。气平而降，《神农本草经》微寒。弘景曰：性应热。味苦色赤。入心与包络。破宿血，生新血，瘀去然后新生。安生胎，养血。堕死胎，去瘀。调经脉，风寒湿热，袭伤营血，则经水不调。先期属热，后期属寒，又有血虚、血瘀、气滞、痰阴之不同。大抵妇人之病，首重调经，经调则百病散。除烦热，功兼四物，一味丹参散，功同四物汤。为女科要药。

【现代药理研究】

丹参中主要含有丹参酮、隐丹参酮、迷迭香酸、丹参素、丹酚酸等成分。现代药理研究显示，丹参具有雌激素活性和抗雄激素样作用。丹参提取物可加强心肌收缩力、改善心脏功能，且不增加心肌耗氧；扩张冠脉及外周血管、提高纤溶酶活性、抑制血小板聚集、改善血液流变学，从而降低血栓形成风险。丹参还可改善肝脏微循环血流，有抗肝脏及肾脏纤维化、降血糖、保护神经细胞等作用。丹参的脂溶性成分具有抗氧化、消炎、抑菌作用。丹参中的隐丹参酮、丹参酮ⅡA、丹酚酸B具有抗肿瘤作用。丹参能加速组织的修复，促进成纤维细胞分化、胶原纤维形成，又抑制过度增生的成纤维细胞。丹参酮对体外的葡萄球菌、大肠杆菌、变形杆菌有抑制作用。

【柴师论药】

丹参为清热凉血活血药，入心经和肝经。柴师认为丹参活血而不破血，即其活血之力较为平和；因其性寒，活血清热而不伤阴血，与女性阴血不足的生理病理特点契合，适用于瘀血阻滞，尤其是伴有瘀而化热之证的各种妇科疾患。

柴师根据多年临床体会总结丹参临床的特点为"凉血活血，其性不专"，故具体应用时，丹参的作用靶点跟所选用的引经药密切相关。如柴师治疗病毒性心肌炎时最常用的药对就是丹参和莲子心配伍，莲子心功专入心经，清心安神，引丹参入心经以凉血活血、清热解毒。现代药理研究已经证明了丹参可改善心脏功能，同时又具有抗炎的作用。围绝经期女性，阴血不足，肝失所养而肝郁气滞，常见情绪波动、性急易怒、心烦失眠等症，柴师常在滋阴养血的基础上，丹参和柴胡同用，丹参清心凉血活血，柴胡疏肝解郁为引经药。柴师特别强调，对围绝经期女性用柴胡主要是作为引经药使用时，柴胡量宜小，多为 $2 \sim 3g$，否则有启相火之弊。此外，丹参入心肝两经，肝经绕阴器，心与小肠相表里，故柴师在治疗下焦的急性炎症，如妇科盆腔炎症或膀胱炎时，也常用丹参配伍益母草，以凉血活血、清热解毒、利水消肿，改善由于炎症导致的局部组织的水肿。柴师提醒学生，赤芍也有凉血活血的功效，治疗下焦的炎症多用益母草而不用赤芍是因为赤芍具有收敛之性。

关于丹参，有"一味丹参功同四物"之说，柴师认为不能因此说法而把丹参归入具有养血功效的补益药之类，丹参本身并非养血之药，古人此说大概是因为丹参可活血化瘀，瘀血去而新血生，故谓之。

虽说古书记载丹参可"安生胎，落死胎"，但对妊娠患者，柴师不用本品。

【柴师常用量】 $6 \sim 10g$。

当　归

【处方用名】当归、全当归、当归头、当归身、当归尾、酒当归。

【基原】为伞形科植物当归的干燥根。

【性味归经】甘、辛，温。归肝、心、脾经。

【功能主治】补血活血，调经止痛，润肠通便。用于血虚萎黄，眩晕心悸，月经不调，经闭痛经，虚寒腹痛，风湿痹痛，跌仆损伤，痈疽疮疡，肠燥便秘。酒当归活血通经，用于经闭痛经，风湿痹痛，跌仆损伤。

【用法用量】6～12g。补血用当归身，破血用当归尾，活血用全当归，止血用当归炭。用酒炮制能增强活血功能。

【经典论述】

《神农本草经》：味甘，温。主治咳逆上气，温疟寒热洗洗在皮肤中，妇人漏下绝子，诸恶疮疡，金创，煮饮之。

《本草新编》：当归，味甘辛，气温，可升可降，阳中之阴，无毒。虽有上下之分，而补血则一。入心、脾、肝三脏。但其性甚动，入之补气药中则补气，入之补血药中则补血，无定功也。

《本草衍义补遗》：气温味辛，气味俱轻扬也。又阳中微阴，大能和血补血，治血证通用。《别录》云：大补不足，决取立效之药。气血昏乱，服之而定气血。各有所归之名，故名当归。

《本草经疏》：入手少阴，足厥阴，亦入足太阴。活血补血之要药……当归性辛温，虽能活血补血，终是行走之性，故致滑肠。又其气与胃气不相宜，故肠胃薄弱，泄泻溏薄，及一切脾胃病，恶食不思食，及食不消，并禁用之。即在产后胎前，亦不得入。

《本草正》：当归，其味甘而重，故专能补血，其气轻而辛，故又能行血，补中有动，行中有补，诚血中之气药，亦血中之圣药也……佐之以补则补……佐之以攻则通。

【现代药理研究】

当归含有挥发油、有机酸、糖类、氨基酸、黄酮类等多种成分。当归中的阿魏酸能降低血栓素的生物活性，增加前列环素的生物活性，从而抑制血小板凝聚。当归可通过刺激与造血相关的细胞、分子等来修复造血功能。当归的挥发油能抑制子宫收缩，水提取物则为兴奋子宫的主要活性成分。当归挥发油也具有松弛支气管及胃肠平滑肌的作用。当归可抑制毛细血管通透性急性增高、组织水肿及慢性炎性损伤，且抑制炎症后期肉芽组织增生，表现出抗炎镇痛的作用。当归具有抗肿瘤作用，在体内主要是通过增强机体的免疫功能来间接抑制或杀死肿瘤细胞，在体外，当归则能直接抑制或杀死肿瘤细胞。此外，当归还具有抗病毒、保护神经系统等作用。

【柴师论药】

当归首载于《神农本草经》，为中医妇科要药，自秦汉以后已使用2000多年，在妇科主要应用其养血、活血、调经止痛、润肠通便的功效。

柴师认为当归甘温而润，辛香善于行走，为养血活血之品，具走而不守的动性，常用于治疗由于血虚、血气不足所致的月经后期、闭经，或月经周期基本规律的月经量少、痛经等病，其舌以淡舌为主，脉见沉细。

临床具体应用时应注意：

1.用药的时机

（1）月经周期

注意患者所处月经周期在哪个阶段，一般多在月经期后用药。对于已婚的育龄期妇女，在月经前或基础体温上升提示已经排卵时，一般不用当归，恐其活血之性影响已受孕形成的胚胎。

（2）年龄

对于小儿，因其血海尚未稳定又为阳气偏盛之体，应慎用辛温之品。而更年期的患者，血海亏虚，阴血不足易生内热，要考虑其辛温有鼓动血海之性，当归或不用，或用量小（一般不超过 5g），或当归与清下焦虚热之地骨皮、旱莲草同用。

（3）季节

因当归具有辛温、走而不守之性，故在湿热的夏季和干燥的秋季，在用量方面要少，以防重用伤阴。

2. 辨周期用药

当归常用于治疗由于血虚、血气不足所致的月经后期、闭经，或月经周期基本规律的月经量少、痛经等病，但月经量少兼见月经先期者，或淋沥出血者（经间出血或经期延长），辨证虽为血气不足，但当归养血而有辛温之性，易使血海浮动，反而加重病情。若用当归，则量不宜过大，如 5 ~ 6g 为宜，且随证酌情配伍地骨皮、椿根皮、生牡蛎、旱莲草等清热固冲之品防其动血之弊。

此时，患者测定的基础体温就具有很好的参考作用：如为卵泡期短，月经后不用当归，或经前 2 ~ 3 天用；如为卵泡期长，月经后柴师用当归配伍杜仲、瞿麦，取当归养血、杜仲补肾走下、瞿麦活血且引当归、杜仲直达病所。

若有瘀滞，或伴有痛经者，需用活血药，无生育要求者可待基础体温上升 10 天左右再用当归，此时可增加活血化瘀的力量，如三七粉、川芎、茜草炭等，又可避免影响周期。若血瘀痛经伴月经周期缩短者，不用辛温活血之当归，而用凉血活血化瘀的丹参、茜草。但是，如果患者有生育要求，柴师则嘱咐患者在基础体温上升 1 周时停止服药更为安全。

此外，对盆腔炎症的急性期或亚急性期，常不用当归；若为慢性炎症，用当归则可取其辛温活血之性以改善病灶局部的血液循环，同时配合丝瓜络、荷梗、路路通等通络之品，从而缓解症状。

3. 注意患者的大便情况

当归虽有养血活血之功效，但其质润，有滑肠之性，所以大便溏泻者慎用，或随证配伍其他药：如脾虚者加炒白术、山药；湿甚者加茯苓、车前子；阳明有热，大便溏滞不爽者加槐花、白头翁等。

4. 妊娠用药

柴师对妊娠患者不用当归。柴师认为虽然中医有"有是证用是药""有故无殒亦无殒也"之训，妊娠血虚用当归本无非议，然则不用，是考虑现今诸多因素与古时相比已变化较大。

首先，从当归药材的来源看，古人认为当归头止血，当归身补血，当归尾活血，全当归补血活血，而如今当归药材大多不分当归头、当归身、当归尾，均为全当归，其活血之性强于当归身，若效仿古人以当归养血安胎，则恐其活血之性碍胎。

其次，当今妇女由于承担多种社会角色，精神紧张，工作压力大，生活习惯、饮食习惯不良等，体质已有变化，导致妊娠后阴血不足、阴虚内热为多见，而当归为辛温走动之品，故不主张用以安胎，治疗以益肾养阴、清热安胎为法，常用菟丝子、女贞子、北沙参、莲须、椿根皮、地骨皮、玉竹、苎麻根等。

5. 当归的常用配伍

（1）当归和熟地黄

当归味甘，性温，善补血养血，张景岳谓其："味甘而重，故专能补血。"熟地黄味甘，性温，善补血滋阴。倪朱谟在《本草汇言》中指出："（熟地黄）入少阴肾经，为阴分之药……是以阴虚不足，血气有亏……或血虚劳热，或产后血分亏损，熟地黄足以补之。"

柴师认为当归补血而性动，熟地黄补血而性静，当归生新血而补血，熟地黄滋阴精而养血。两药共用，动中有静，静中有动，长短互补，相得益彰。

两药配伍常用于治疗阴血不足，冲任亏虚所致的月经量少、月经后期、闭经、不孕不育等病，包括西医诊断的子宫内膜薄、卵巢储备功能降低、卵巢早衰、习惯性流产等。

需要说明的是，此药对在临床具体应用时，还应辨证和辨病相结合。同为阴血不足的月经后期、闭经，卵巢早衰用此药对较多，而多囊卵巢综合征所致的月经后期或闭经等症，柴师用当归，但不用熟地黄，而换用川芎配当归，或杜仲配当归，或车前子配当归等。

究其原因，柴师认为，从发病原因来看：卵巢早衰多为消耗性疾病，阴血亏虚是主要病机，故用熟地黄养阴填精，当归养血活血，二者动静结合，补而不滞。多囊卵巢综合征的患者，结合西医学的生理病理知识可知，其卵巢表面被覆的致密包膜是导致排卵障碍的主要原因之一，所以用药当以化、消、通利为主，如川芎、茯苓、车前子之类，而不用养阴、黏滞、静而不动的熟地黄，此时养阴可用石斛、玉竹之类，养阴而不滋腻，且石斛具有"养阴通痹"之效，"痹者闭也"。

常用量：当归 10g，熟地黄 10g。

（2）当归和川芎

当归、川芎配伍使用，名为"佛手散"，可谓是经典配伍，可见于众多的医家名方中。如《景岳全书》（卷六十一）和《校注妇人良方》（卷十三）中有"当归川芎汤"，取其活血化瘀、行气止痛之功，主治小产后瘀血内阻，心腹疼痛。而"当归川芎散"则见于《证治准绳·类方》（卷八）、《校注妇人良方》（卷二十四）和《宣明论》（卷十一），因组成药物不同，主治各不相同。

柴师临床将当归和川芎配合使用，广泛用于治疗月经后期、闭经、痛经、腹痛、癥瘕等多种妇科疾病证见血气不足或血气不足兼瘀滞者。当归除养血补血外，还善活血，为调经活血之要药。正如张景岳所说："当归……其气轻而辛，故又能行血，补中有动，行中有补，诚血中之气药，亦血中之圣药也。"而川芎味辛，性温，具活血行气之功，李时珍称其为"血中气药"，且川芎有"上达颠顶，下通血海，中开郁结"之效。

柴师认为川芎与当归配伍治疗妇科疾病时，因其病位多在下，取川芎引经，方中当以当归为君，佐川芎，使当归养血补血之效直达血海。这也体现在用量上，当归一般用量为 10～12g，而川芎为 3～5g。若病位在上，如高泌乳素血症、垂体性闭经等疾病，在当归、川芎合用的基础上可再加桔梗，和／或葛根，以载药上行。

（3）当归和杜仲

当归性善走，补血活血；杜仲味甘、辛，性温，归肝、肾经，具补肝肾、强筋骨之效。

柴师认为当归补血活血，性动而主下；杜仲入肾经气分，补肝肾，补而不滞。两药配伍共奏温肾、补血、养血之功，又因杜仲具有沉降之性，尤其是治疗血虚脾肾不足的闭经更为适宜。柴师临床对于基础体温持续单相、辨证为脾肾不足的患者用此组合，对改善患者卵巢功能、促进卵泡的生长有较理想的效果。

【柴师常用量】10～20g。

地骨皮

【处方用名】地骨皮、骨皮。

【基原】为茄科植物枸杞的根皮。

【性味归经】甘，寒。归肺、肝、肾经。

【功能主治】凉血除蒸，清肺降火。用于阴虚潮热，骨蒸盗汗，肺热咳嗽，咯血，衄血，内热消渴。

【用法用量】9 ～ 15g。

【经典论述】

《神农本草经》：主五内邪气，热中消渴，周痹。

《本草纲目》：枸杞之滋益不独子，而根亦不止于退热而已。但根、苗、子之气味稍殊，而主治亦未必无别。盖其苗乃天精，苦甘而凉，上焦心肺客热者宜之；根乃地骨，甘淡而寒，下焦肝肾虚热者宜之，此皆三焦气分之药，所谓热淫于内，泻以甘寒也。至于子则甘平而润，性滋而补，不能退热，止能补肾润肺，生精益气，此乃平补之药，所谓精不足者，补之以味也。分而用之，则各有所主，兼而用之，则一举两得。

《本草汇言》：王绍隆云，骨中火热为眚，煎熬真阴，以地中之骨皮，甘寒清润，不泥不滞，非地黄、麦冬同流。

《药品化义》：地骨皮，外祛无定虚邪，内除有汗骨蒸，上理头风，中去胸胁气，下利大小肠，通能奏效。

《本草新编》：地骨皮，非黄柏、知母之可比，地骨皮虽入肾而不凉肾，止入肾而凉骨耳，凉肾必至泄肾而伤胃，凉骨反能益肾而生髓，黄柏、知母泄肾伤胃，故断不可多用以取败也，骨皮益肾生髓，断不可少用而图功。欲退阴虚火动，骨蒸劳热之症，用补阴之药，加地骨皮或五钱或一两，始能凉骨中之髓，而去骨中之热也。

《本草备要》：朱二允曰，地骨皮能退内潮，人所知也，能退外潮，人实不知。病或风寒散而未尽，作潮往来，非柴、葛所能治，用地骨皮走表又走里之药，消其浮游之邪，服之未有不愈者，特表明之。

【现代药理研究】

地骨皮中主要含有生物碱、有机酸、酚类、蒽醌等化学成分。实验研究表明地骨皮注射剂可以兴奋子宫，相当于垂体后叶素作用。地骨皮的 75% 乙醇提取物对 12 种常见细菌有抑制作用。地骨皮具有降血糖作用，其机制与抑制体内氧自由基产生、增强抗氧化能力、加速自由基清除有关。此外，地骨皮还具有降血压、降血脂、解热镇痛、增强免疫调节的作用。

【柴师论药】

地骨皮味苦气寒，"有退热除蒸之效"（《药性赋》），为清虚热的代表药物之一。

柴师认为地骨皮的药效特点是走下焦，具有清下焦虚热、凉血以安血海、敛相火的作用，适用于下焦阴血不足兼有热邪的诸证，如柴师常用于妊娠胎动不安的治疗中。妊娠后阴血下聚以养胎，阴血相对不足而内热中生，热扰血海，胞宫不宁，而见阴道出血、腹痛诸症，此时柴师以地骨皮和旱莲草、女贞子配伍，因地骨皮清热凉血但无止血之效，而旱莲草滋阴清热的同时又可止血，女贞子滋肾阴以清热，三者合用，滋肾清热止血而安胎。

地骨皮和旱莲草的药物组合亦常用于月经过多、经期延长等辨证为阴虚内热、阴不敛阳所致的诸症，但具体用药时间点有所区别：月经过多者，多于经前用药、经期停药，二者合用可凉血固冲，平复血海，减少出血量，虽地骨皮凉血无凉遏之弊，但旱莲草有止血收敛之功，为避免其影响正常经血的排出，故经期停用。对于经期延长，尤其是经后淋沥者，于月经第 5 天开始用药，在地骨皮、旱莲草的基础上常加生牡蛎以加强固冲止血之功效。

对于围绝经期的患者，由于阴血相对不足导致心火偏亢，临床常见心烦、失眠等症，柴师常将地骨皮与丹参配合，清心火、调气机从而达到清心安神的功效。

【柴师常用量】 5 ～ 6g。

冬瓜皮

【**处方用名**】冬瓜皮、白瓜皮、白东瓜皮。

【**基原**】为葫芦科植物冬瓜的干燥外层果皮。

【**性味归经**】甘，凉。归脾、小肠经。

【**功能主治**】利水消肿。用于水肿胀满，小便不利，暑热口渴，小便短赤。

【**用法用量**】9～30g。

【**经典论述**】

《滇南本草》：止渴，消痰，利小便，治中风皆效。

《药性切用》：行皮间水湿，善消肤肿。

《重庆堂随笔》：解风热，消浮肿。

《本草再新》：走皮肤，去湿追风，补脾泻火。

《本草害利》：益脾，以皮行皮，故通二便，泻毒热，止消渴。

【**现代药理研究**】

冬瓜皮中主要含有多糖、多酚、色素、膳食纤维等成分。实验研究表明，冬瓜皮提取物可降低血清和肝脏甘油三酯水平、能有效降低空腹血糖水平并改善糖耐量。冬瓜皮炭在体外具有吸附尿素氮、肌酐、尿酸等尿毒素作用，在降低氮质代谢产物、纠正酸中毒方面有良好效果。冬瓜皮对长双歧杆菌、婴儿双歧杆菌、短乳杆菌具有较强烈的促生长活性作用。冬瓜皮还具有治疗荨麻疹、抗氧化、降血压、利尿等作用。

【**柴师论药**】

历代本草多论述冬瓜皮具有利湿消肿之功，柴师认为冬瓜皮主入肺、脾经，肺主皮毛、脾主肌肉，且冬瓜皮的药用部位为皮，取类比象，以皮通皮，故本品善治多种皮肤疾病。

对皮肤的疖肿，柴师常用冬瓜皮清热消肿，多年经验发现冬瓜皮可减轻疖肿预后的色素沉着。于疖肿的初期使用，则有预防色斑的作用，柴师谓之"治未病"。

女性常见的面斑，多为气血瘀滞所致，而血水同源，故治疗当气血水同调。柴师常选用冬瓜皮和泽兰、桔梗配合使用：冬瓜皮利水，泽兰利水活血化浊，桔梗调畅气机，引药上行，三药合用，瘀滞去而面斑除。

冬瓜皮，柴师也常用于肥胖型多囊卵巢综合征患者的治疗中。这类患者肥胖的同时常伴有颈部、腘窝、肘窝等皮肤皱褶处的色素沉着（即胰岛素抵抗所导致的"棘皮征"），柴师临证常用冬瓜皮配伍荷叶、葛根同用，有化浊利水、祛斑消肥的功效。

【柴师常用量】10 ～ 20g。

杜　仲

【处方用名】杜仲。

【基原】为杜仲科植物杜仲的干燥树皮。

【性味归经】甘，温。归肝、肾经。

【功能主治】补肝肾，强筋骨，安胎。用于肝肾不足，腰膝酸痛，筋骨无力，头晕目眩，妊娠漏血，胎动不安。

【用法用量】6 ～ 10g。

【经典论述】

《神农本草经》：主腰脊痛，补中益精气，坚筋骨，强志，除阴下痒湿，小便余沥。

《药性赋》：味辛、甘，平，性温，无毒。降也，阳也。其用有二：强志壮筋骨，滋肾止腰痛。酥炙去其丝，功效如神应。

《本草发挥》：洁古云：性温，味辛、甘。气味俱薄，沉而降，阳也。其用壮筋骨，及足弱无力以行。

《本草汇言》：方氏《直指》云：凡下焦之虚，非杜仲不补；下焦之湿，非杜仲不利；足胫之酸，非杜仲不去；腰膝之疼，非杜仲不除。然色紫而燥，质绵而韧，气温而补，补肝益肾，诚为要剂。如肝肾阳虚而有风湿病者，以盐酒浸炙，为效甚捷；如肝肾阴虚，而无风湿病，乃因精乏髓枯，血燥液干而成痿痹，成伛偻，以致俯仰屈伸不用者，又忌用之。

《本草求真》：杜仲，入肝而补肾，子能令母实也，且性辛温，能除阴痒，去囊湿，痿痹瘫软必需，脚气疼痛必用，胎滑梦遗切要。若使遗精有痛，用此益见精脱不已，以其气味辛温，能助肝肾旺气也。胎因气虚而血不固，用此益见血脱不止，以其气不上升，反引下降也。功与牛膝、地黄、续断相佐而成，但杜仲性补肝肾，直达下部筋骨气血，不似牛膝达下，走于经络血分之中，熟地滋补肝肾，竟入筋骨精髓之内，续断调补筋骨，在于曲节气血之间为异耳。独怪今世安胎，不审气有虚实，辄以杜仲、牛膝、续断等药，引血下行。在肾经虚寒者，固可用此温补以固胎元。若气陷不升，血随气脱而胎不固者，用此则气益陷不升，其血必致愈脱不已。

【现代药理研究】

杜仲主要含有木脂素类、环烯醚萜类、苯丙素类、黄酮类、多糖类、氨基酸、脂肪酸、维生素、微量元素等成分。

杜仲的木脂素类、环烯醚萜类、苯丙素类、黄酮类、多糖类等均有清除体内自由基、还原氧化物质的作用，杜仲叶黄酮对红细胞溶解和脂质过氧化有明显的抑制作用。杜仲总黄酮具有促进骨细胞生成的作用，同时可通过对抗成骨细胞凋亡、促进骨髓基质细胞及成脂细胞的增殖来调节骨代谢，促进骨的形成，且杜仲提取物可上调血清 E_2 水平，增加骨密度，有效预防和延缓骨质疏松的发生。杜仲通过抑制乙酰胆碱酯酶活性，起到保护神经的作用。除此之外，杜仲还具有降血脂、降血糖、降血压的作用。

【柴师论药】

杜仲，临床有"补肾圣药"之称，为柴师常用的补肾药之一。其味甘，微辛，性温，入肝、肾经，主要功效为补肝肾，强筋骨，特点为补而不滞，虽温而不助火。关于杜仲，临床有生杜仲、炒杜仲、盐杜仲的名称之分。生杜仲味淡，沉降之性佳故降血压效果好，而盐杜仲是用盐水泡过后炒制的，会有咸味。盐杜仲即炒杜仲，盐杜仲的药效比生杜仲的药效要缓和，盐杜仲炒至焦黑则为杜仲炭。

杜仲为历代安胎之品，如《本草正》曰："止小水梦遗，暖子宫，安胎气。"《圣济总录》中有治疗胎动不安的杜仲丸等。但柴师安胎不用杜仲。柴师认为，从杜仲作用的特点看，杜仲走下，善治腰膝疾病，《药性赋》谓其性"降也"，《本草发挥》亦言其"气味俱薄，沉而降"，降则有滑胎之嫌，而安胎当以"稳"为要；此外，杜仲性味辛温，辛散，温动，与安胎当静养相违；且辛温皆有伤阴血之弊，故不用杜仲治疗胎动不安诸证。

杜仲的沉降之性固然于安胎不宜，但柴师据此以杜仲配伍川断、钩藤用于更年期高血压的治疗，效果满意。其中杜仲、川断善补肝肾、走血脉以治其本，钩藤清肝热、潜偏亢之肝阳以治其标。对慢性盆腔炎、月经量少证属下焦虚寒，有肾虚症状者，尤其是盆腔炎性疾病伴有局部粘连或输卵管不通畅者，柴师用杜仲补肾，而不用覆盆子或菟丝子，原因是覆盆子的补肾作用体现在增强肾的封藏之功，以固涩为主，不利于寒湿的温散和粘连的分解；而菟丝子的补肾作用也以固肾为主，没有走散之性。

杜仲走下、温肾，配伍利湿通利的车前子，这二者的组合是柴师治疗多囊卵巢综合征的常用搭配。

【柴师常用量】 10～15g。

覆盆子

【处方用名】覆盆子。

【基原】为蔷薇科植物华东覆盆子的干燥果实。

【性味归经】甘、酸，温。归肝、肾、膀胱经。

【功能主治】益肾固精缩尿，养肝明目。用于遗精滑精，遗尿尿频，阳痿早泄，目暗昏花。

【用法用量】6～12g。

【经典论述】

《名医别录》：主益气轻身，令发不白。

《药性论》：主男子肾精虚竭，女子食之有子。主阴痿。

《日华子本草》：安五脏，益颜色，养精气，长发，强志。疗中风身热及惊。

《开宝本草》：补虚续绝，强阴建阳，悦泽肌肤，安和脏腑，温中益力，疗劳损风虚，补肝明目。

《本草衍义》：益肾脏，缩小便。

《本草蒙筌》：治肾伤精竭流滑。

《本草述》：治劳倦、虚劳，肝肾气虚恶寒，肾气虚逆咳嗽、痿、消瘅、泄泻、赤白浊，鹤膝风，诸见血证及目疾。

《本草正义》：覆盆，为滋养真阴之药，味带微酸，能收摄耗散之阴气而生精液……惟此专养阴，非以助阳，《神农本草经》《别录》并未言温，其以为微温微热者，皆后人臆测之辞……滋养真阴者，必非温药。覆盆子甘酸，平，入肝、肾二经。补肝肾，缩小便，助阳，固精，明目。

【现代药理研究】

覆盆子主要含有萜类、黄酮、生物碱和酚酸类等化学成分。现代药理研究显示，覆盆子有雌激素样作用。而覆盆子提取物能够提高去势大鼠阴茎的兴奋性，且增强其耐寒及耐疲劳能力，从而表现出温肾助阳作用。覆盆子水提取液有调控性腺轴作用，主要表现为 LHRH、LH、FSH 及 E_2 水平的降低，以及 T 水平的提高。覆盆子浆具有抑制肝癌细胞增殖的作用。覆盆子中的山柰酚、槲皮素和椴树苷具有抗血栓作用。另外，覆盆子还具有降血糖、降血脂、抗氧化、抗衰老、抗炎的作用。

【柴师论药】

覆盆子，甘、酸，微温，教材归类是在固涩药当中，由于本品善补肝肾，主要用于肾虚不固所导致的诸类病症，柴师临床常用于治疗肾虚不固的崩漏、胎动不安。

柴师在治疗胎动不安时，菟丝子和覆盆子作为药对使用。菟丝子味辛、甘，性平，入肾、肝、脾经，补肾益精而安胎；覆盆子味甘、酸，性微温，入肝、肾经，补益肝肾、固精缩尿为主要功效，柴老用之，取其固涩之性而益肾安胎。临床柴老注重此两味药的比例：若患者腹痛、下坠等症状明显，应加大覆盆子的用药比例，即覆盆子药量大于菟丝子药量，若病情平稳，则两药用量基本相近。

对月经病中出血性疾病的止血治疗，柴师会用到覆盆子，取其固涩安冲的作用。常与菟丝子、山萸肉同用，加强益肾固冲的力量，同时随证选用生黄芪、太子参益气固冲止血，或生牡蛎、地骨皮、椿根皮等清热固冲止血，或三七、茜草炭等化瘀止血。

而对于月经先期的患者，西医学常见的原因有卵泡期短或黄体期短，柴师常于月经的第 4～5 天（卵泡期短者）或基础体温上升后（黄体期短者），在辨证的基础上加覆盆子、白芍、生牡蛎等，同时为防收涩太过，常与少量香附（5～6g）同用。

柴师认为覆盆子与枸杞子功效相近，但覆盆子具有收涩之性，可用于带脉不足所致的虚损性带下，临床症见腰酸伴有带下量多、质清无异味。

【柴师常用量】10～20g。

干地黄

【处方用名】生地黄、原生地、干生地。

【基原】为玄参科植物地黄的块根。

【性味归经】甘、苦，微寒。归心、肝、肾经。

【功能主治】清血热，益阴血，通血脉。用于温病发热，黄疸，血热所致的吐血、衄血、崩漏、尿血、便血，消渴，骨蒸劳热，经闭，产后腹痛，痹痿，跌打损伤。

【用法用量】10～15g，大剂量可用至30g。

【经典论述】

《神农本草经》：主折跌绝筋，伤中，逐血痹，填骨髓，长肌肉，作汤除寒热积聚，除痹。久服轻身不老。

《名医别录》：主男子五劳七伤，女子伤中，胞漏下血，破恶血，溺血，利大小肠，去胃中宿食，补五脏，内伤不足，通血脉，益气力，利耳目。

《药性论》：补虚损，温中下气，通血脉，治产后腹痛，主吐血不止。

《新修本草》：主妇人崩中血不止，及产后血上薄心闷绝，伤身胎动下血，胎不落；堕坠，跏折，瘀血，留血，衄鼻，吐血，皆捣饮之。久服轻身、不老。

《日华子本草》：治惊悸劳劣，心肺损，吐血，鼻衄，妇人崩中血晕，助筋骨。

《汤液本草》：诸经之血热，与他药相随，亦能治之，溺血、便血亦治之。

《本经逢原》：干地黄心紫通心，中黄入脾，皮黑归肾，味浓气薄，内专凉血滋阴，外润皮肤荣泽。病患虚而有热者宜加用之。

《神农本草经百种录》：地黄色与质皆类血，故入人身则专于补血。血补则阴气得和，而无枯燥拘牵之疾矣。古方只有干地黄、生地黄，从无用熟地黄者。熟地黄乃唐以后制法，以之加入温补肾经中药颇为得宜。若于汤剂及养血、凉血等方甚属不合。盖地黄专取其性凉而滑利流通，熟则腻滞不凉全失其本性矣。

《本草正义》：作汤以除寒热积聚，除痹，则言其入煎剂尤为流动活泼，所以积聚痹着皆除。此以补养为磨积之计，乃正气旺而病自退，非谓地黄滋补之药，竟能消积通痹也。盖气血不充，津液不布，则仍似此坚顽固结之病，必无可愈之理，所以积聚癥瘕痞积等证，均宜且补且行，斟酌进退，缓以图之，自可徐收效果。

【现代药理研究】

生地黄的主要成分为环烯醚萜苷类、苯乙醇苷类、糖类、氨基酸类、呋喃醛衍生物等。现代药理研究显示，生地黄能够促进造血，促进损伤的保护和恢复，调节免疫功能，为其止血作用提供了依据。生地黄尚具有保护胃黏膜、降血糖、抗氧化、抑瘤、抗炎的作用。

【柴师论药】

地黄，有生地黄和熟地黄之分。熟地黄归在补血药当中，生地黄，其实还有干地黄和鲜地黄之分。平时处方写的生地黄就是干地黄，习惯上简称生地。

生地，教材药物分类归在清热凉血药中，主要功效是清热凉血、养阴生津。柴师论其主要作用为凉血、清热、止血，广泛用于妇科的各种血症，且辨证血分有热者，如月经先期、带经日久、月经量多、崩证、漏证，青春期出血尤为常用。柴师将生地和生牡蛎作为药对来治疗这类疾病，生地清热、凉血、止血、养阴，生牡蛎固冲止血，其中生牡蛎的用量一般是 20～30g。考虑出血时间长，有热毒外侵（即西医学所谓的继发感染）的可能，柴师常再加金银花或蒲公英等清热解毒之品，因生地本身没有解毒的功效。但需要注意的是对青春期痤疮、急性炎症期不用生地，因其毕竟滋腻，会妨碍毒邪的散发，且不利于水肿、渗出的消散。

【柴师常用量】10～20g。

葛　根

【处方用名】干葛、甘葛、粉葛。

【基原】为豆科植物野葛的干燥块根。

【性味归经】甘、辛，凉。归脾、胃、肺经。

【功能主治】解肌退热，生津止渴，透疹，升阳止泻，通经活络，解酒毒。用于外感发热头痛，项背强痛，口渴，消渴，麻疹不透，热痢，泄泻，眩晕头痛，中风偏瘫，胸痹心痛，酒毒伤中。

【用法用量】10～15g。

【经典论述】

《神农本草经》：味甘，平。主治消渴，身大热，呕吐，诸痹，起阴气，解诸毒。

《本草拾遗》：生者破血，合疮，堕胎，解酒毒，身热赤酒黄，小便赤涩。

《日华子本草》：冷。治胃膈热，心烦闷，热狂，止血痢，通小肠，排脓，破血，传蛇虫啮。

《开宝本草》：味甘，平，无毒。疗伤寒中风头痛，解肌发表出汗，开腠理，疗金疮，胁风痛。生根汁，大寒，疗消渴，伤寒壮热。

《本草衍义》：大治中热、酒、渴病，多食行小便，亦能使人利。病酒及渴者，得之甚良。

《药类法象》：治脾胃虚而渴，除胃热，善解酒毒，通行足阳明经之药。

《药性赋》：味甘，平，性寒，无毒。可升可降，阳中之阴也。其用有四：发伤寒之表邪，止胃虚之消渴；解中酒之苛毒，治往来之温疟。

《本草纲目》：轻可去实，升麻、葛根之属。益麻黄乃太阳经药，兼入肺经，肺主皮毛。葛根乃阳明经药，兼入脾经，脾主肌肉。故二味药皆轻扬发散，而所入迥然不同也。

《景岳全书》：味甘，气平寒。气轻于味，浮而微降，阳中微阴。用此者，用其凉散，虽善达诸阳经，而阳明为最。以其气轻，故善达诸阳经，而阳明为最。以其气轻，故善解表发汗。凡解散之药多辛热，此独凉而甘。

《本草新编》：葛根，味甘，气平，体轻上行，浮而微降，阳中阴也，无毒。入胃足阳明，疗伤寒，发表肌热。又入脾，解燥，生津止渴。解酒毒卒中，却温疟往来寒热，散疮疹止疼，提气，除热蒸。虽君药而切戒过用，恐耗散人真气也。

《本草备要》：轻宣解肌，升阳散火。

辛甘性平，轻扬升发，入阳明经。能鼓胃气上行，生津止渴。风药多燥，葛根独能止渴者，以能升胃气，入肺而生津耳。兼入脾经，开腠发汗、解肌退热，脾主肌肉。为治脾胃虚弱泄泻之圣药。

【现代药理研究】

葛根中主要含有异黄酮类、葛根苷、香豆素类、三萜类化合物、生物碱等化学成分。研究表明，葛根异黄酮能引起去卵巢大鼠的子宫重量增加，表现出雌激素样作用。葛根提取物能影响实验鼠性激素水平，表现为

FSH、LH、E_2 水平升高及 PRL 水平降低。

葛根可促进成骨细胞生成、促进骨髓基质细胞成骨分化，从而发挥预防骨质疏松的作用。葛根可缓解肠黏膜损害、抑制胃排空、降低小肠推进率，达到止泻作用。葛根素可抑制肠胃对乙醇的吸收，降低酒精中毒者血液中乙醇的浓度，从而发挥解毒作用。葛根素能够增加胰岛素敏感性，从而发挥降血糖的作用。葛根能够通过调节人体脂肪组织的基因表达而达到降血脂的作用。另外，葛根还具有降血压、抗氧化、抗心律失常的作用。

【柴师论药】

《伤寒论》中，张仲景以桂枝加葛根汤治疗"太阳病，项背强几几，反汗出恶风者"。其中，"太阳病，汗出恶风"为桂枝汤所主治，加上一味葛根，便可以治疗"项背强几几"，可缓解颈项部肌肉的强硬、拘急不舒及痉挛感。这也提示葛根作用部位的特点：一是在上，在头面部，具有升清阳的功效；二是入脾胃二经，为阳明经的引经药，脾主肌肉，具有解肌的作用。

妇科疾患具有鲜明的年龄特点，如《素问·上古天真论》所言："……五七，阳明脉衰，面始焦，发始堕；六七，三阳脉衰于上，面皆焦，发始白……"临床伴有面部黑斑、黄褐斑等色素沉着的女性患者以 30～40 岁或 40 岁以上为多见，或性急易怒、脾气急躁，或性格内向、情绪抑郁，导致肝郁不舒，木壅土郁，致使局部阴液不能上达，肌肤失养致其色泽失常；并且面部为阳明经循行部位，故柴师常用葛根。一则取其为阳明经引经药，引药到达病所；二则，如《神农本草经》所言"起阴气"，也即"起阴气，升津液"（陆渊雷所言）之意，经络得通，肌肤得养，故面斑得消。在辨证的基础上，常葛根、泽兰、冬瓜皮三药合用，泽兰走血分、入阳明，活血利湿，冬瓜皮利湿且以皮走皮，助药达病所，三药合用，标本兼治，疗效显著。

葛根、泽兰、冬瓜皮三药的配伍，柴师也常用于肥胖的多囊卵巢综合征患者，尤其临床见到颈项部、腋窝、大腿根部皮肤皱褶处皮肤粗糙、变厚、颜色偏黑（即"棘皮征"），柴师认为棘皮征就是中医所说的"肌肤甲错"，其主要病因病机为脾肾不足，痰湿内蕴，而痰凝血瘀，瘀久则见局部皮肤甲错。葛根为辛凉发散之品，助局部瘀滞消散的同时，因其性凉，故不伤阴血，但量宜小，一般为 3～5g。

再如高泌乳素血症，柴师以热毒立论，西医学证实其病变部位在脑垂体，柴师常以葛根与金银花、菊花、钩藤、桔梗、川贝母等药同用，以清热解毒、轻清走上，使药直达病所。

【柴师常用量】3～5g。

枸杞子

【处方用名】西枸杞、枸杞果、甘枸杞。

【基原】为茄科植物宁夏枸杞的干燥成熟果实。

【性味归经】甘，平。归肝、肾经。

【功能主治】滋补肝肾，益精明目。用于虚劳精亏，腰膝酸痛，眩晕耳鸣，阳痿遗精，内热消渴，血虚萎黄，目昏不明。

【用法用量】6～12g。

【经典论述】

《本草经疏》：枸杞子，润而滋补，兼能退热，而专于补肾、润肺、生津、益气，为肝肾真阴不足、劳乏内热补益之要药。

《本草汇言》：俗云枸杞善能治目，非治目也，能壮精益神，神满精足，故治目有效。又言治风，非治风也，能补血生营，血足风灭，故治风有验也。世俗但知补气必用参、芪，补血必用归、地，补阳必用桂、附，补阴必用知、柏，降火必用芩、连，散湿必用苍、朴，祛风必用羌、独、防风，殊不知枸杞能使气可充，血可补，阳可生，阴可长，火可降，风湿可去，有十全之妙用焉。

《本草通玄》：枸杞子，补肾益精，水旺则骨强，而消渴、目昏、腰疼膝痛无不愈矣。按：枸杞平而不热，有补水制火之能，与地黄同功。

《本草正》：枸杞，味重而纯，故能补阴，阴中有阳，故能补气。所以滋阴而不致阴衰，助阳而能使阳旺。虽谚云离家千里，勿食枸杞，不过谓其助阳耳，似亦未必然也。此物微助阳而无动性，故用之以助熟地最妙。其功则明耳目，添精固髓，健骨强筋，善补劳伤，尤止消渴，真阴虚而脐腹疼痛不止者，多用神效。

《本草求真》：枸杞，甘寒性润。据书皆载祛风明目，强筋健骨，补精壮阳，然究因于肾水亏损，服此甘润，阴从阳长，水至风息，故能明目强筋，是明指为滋水之味，故书又载能治消渴。

【现代药理研究】

枸杞子的主要化学成分有枸杞多糖、维生素、色素、氨基酸等。枸杞多糖是一种水溶性的复合多糖，是枸杞发挥药用功效的主要成分。枸杞子能够提高 DNA 分子的修复功能，对抗遗传物质的损伤，这也是枸杞子延缓衰老的机制之一。枸杞多糖是清除自由基的有效成分，此外，枸杞多糖能有效保护神经元细胞免受损伤；而枸杞中的甜菜碱是保护肝脏的有效成分，可调节肝功能状况，预防肝组织细胞的病变，对肝损伤具有修复作用。

枸杞子还含有多种维生素，如维生素 B_1、维生素 B_2、维生素 E、维生素 C 和胡萝卜素等。枸杞果实中类胡萝卜素为常见的生物活性物质，具有明目抗癌、预防动脉粥样硬化的功效。枸杞含有 19 种氨基酸，具有保肝、促进神经系统发育、增强免疫力、降血糖等功效。

动物实验显示枸杞子可提高去势大鼠的性功能，提高精子计数及活力，其可能机制为枸杞子通过调节下丘脑 – 垂体 – 性腺轴起作用，而本身不具有雄激素样作用。

【柴师论药】

枸杞子为柴师妇科常用药物之一，跟师中柴师讲述：在上海中医学院（现上海中医药大学）编著的《中药学讲义》中，枸杞子归于滋阴药；而依现行《中药学》教材，枸杞子归于养血药，这两者都是可以接受的。柴师认为：言枸杞子为滋阴药，是因其滋肝肾之阴，言枸杞子为养血药，是因其可养精血，而肝藏血，肾藏精，故其本质是一致的。枸杞子补肝肾之力平和，如陈修园所言"性缓，但不可以治人之急病耳"。柴师临床常将本药作为臣药或佐药，既可滋肝肾之阴，又可益肾中之阳，补冲脉之气。

枸杞子为性味甘平之药，善滋补肝肾，柴师常将其与其他药物配伍以起到养血、安胎等作用。

如养血，常与龙眼肉或阿胶珠合用：枸杞子功长补益肝肾；龙眼肉善于补益心脾、滋养营血；阿胶珠为血肉有情之品，善养血填精，二药合用相辅相成，既养营血又益真阴。

枸杞子，味甘性平，善补精血，柴师常用于固冲安胎。妊娠后阴血下聚胞宫养胎，相对阴血不足，可用枸杞子滋阴养血，肝肾得养而安胎，常与菟丝子、桑寄生、女贞子等药同用，以加强益肾安胎之效。

此外，柴师常用枸杞子适当配伍以治更年期高血压或妊娠期有高血压趋势者。更年期高血压和妊娠期高血压虽然均有肝肾之阴血不足，阴不敛阳，肝阳上亢而见诸证，但二者的阴血亏虚有程度上的差异。更年期高血压为天癸将绝，精血不足，阴不潜阳，故治当补肝肾，引阳入阴，常以枸杞子配伍熟地黄、桑寄生、杜仲为主，其中熟地黄大补精血，如《本草正》所言"此物（枸杞子）微助阳而无动性，故用之以助熟地最妙"，《本草撮要》亦谓枸杞子"得熟地良"；桑寄生、杜仲补肝肾，走血脉，且现代药理研究证明杜仲有明显的降血压作用。妊娠期高血压是由于阴血下聚以养胎，肝阳相对偏亢，常用枸杞子补肝肾、养血安胎，配伍菊花、黄芩清肝热，不用杜仲、熟地黄，因虑杜仲走下与安胎相违，熟地黄滋腻碍胃，影响脾胃运化，不利养胎。

【柴师常用量】12～15g。

瓜　蒌

【处方用名】瓜蒌、栝楼、金瓜蒌。

【基原】为葫芦科植物栝楼的干燥成熟果实。

【性味归经】甘、微苦，寒。归肺、胃、大肠经。

【功能主治】清热涤痰，宽胸散结，润燥，滑肠。用于肺热咳嗽，痰浊黄稠，胸痹心痛，结胸痞满，乳痈，肺痈，肠痈，大便秘结。

【用法用量】9～15g。

【经典论述】

《神农本草经》：味苦，寒。主治消渴，身热，烦满，大热，补虚，安中，续绝伤。

《本草衍义补遗》：栝楼实，《本草》言治胸痹，以味甘性润，甘能补肺，润能降气。胸有痰者，以肺受火逼，失降下之令，今得甘缓润下之助，则痰自降，宜其为治嗽之要药也。又洗涤胸膈中垢腻，治消渴之神药也。

《本草纲目》：（栝楼实）润肺燥，降火，治咳嗽，涤痰结，利咽喉，止消渴。利大肠，消痈疮肿毒。

《本草述》：栝楼实，阴厚而脂润，故于热燥之痰为对待的剂，若用之于寒痰、湿痰、气虚所结之痰、饮食积聚之痰，皆无益而有害者也。

《本经逢原》：栝楼实，其性较栝楼根稍平，而无寒郁之患。

《重庆堂随笔》：栝楼实，润燥开结，荡热涤痰，夫人知之；而不知其舒肝郁，润肝燥，平肝逆，缓肝急之功有独擅也，（魏）玉璜先生言之最详。

《本草便读》：瓜蒌，性味与花粉相同，惟润降之功过之。故凡上焦郁热，垢腻痰火咳嗽等证，皆可用之。一切肺痈、肠痈、乳痈之属火者，尤为相宜。

《本草思辨录》：栝楼实之长，在导痰浊下行，故结胸胸痹，非此不治。然能导之使行，不能逐之使去，盖其性柔，非济之以刚，则下行不力。是故小陷胸汤则有连、夏，栝楼薤白等汤则有薤、酒、桂、朴，皆伍以苦辛迅利之品，用其所长，又补其所短也。

【现代药理研究】

瓜蒌中含有油脂类、甾醇类、三萜类、黄酮苷类等化学成分。瓜蒌水煎剂有显著的祛痰作用，瓜蒌中的半胱氨酸能裂解痰液黏蛋白，降低痰液黏度而使其易于咳出，天门冬氨酸可促进骨髓 T 淋巴细胞成熟，从而减少炎性分泌物，而蛋氨酸可转化为半胱氨酸及胱氨酸，起到协同的作用。瓜蒌醇提取物可降低胃酸浓度，从而发挥抗溃疡的作用。瓜蒌乙醇提取物有扩血管作用，但水溶性成分可抑制血管扩张。瓜蒌还具有抗菌、抗肿瘤及泻下等作用。

【柴师论药】

《药性赋》中言"瓜蒌子下气润肺喘兮，又且宽中"，历代本草中多有瓜蒌"通月水"的记载，其通经作用与瓜蒌通利阳明有关，而阳明为多气多血之经，阳明通则冲任通。

在 20 世纪 70 年代，柴师曾总结 200 份闭经的临床医案，发现 200 例患者中有便秘症状的达 70 余人，从实践中体会到胃肠燥热与闭经的密切关系，这也是柴师"二阳致病"学术思想的起源。

瓜蒌善清肺胃之热，兼有理气宽中、润肠通便之功效，是柴师临床用于通利阳明胃肠的主药。柴师曾言用瓜蒌治闭经，是受启发于刘奉五的经验名方——"瓜石汤"，以及蒲辅周善用石斛治闭经的经验，以瓜蒌和石斛作为药对，治疗阴血津液不足、胃肠燥热所致的闭经。临床以高泌乳素血症为典型，柴师总结其临床症状是以闭经、月经量少、便秘为主要特点，病位在头部，病机为阳明热毒上犯，治疗中常以瓜蒌通利阳明，配伍槐花、白头翁等以清利阳明热毒，钩藤、菊花等以平肝清热。

此外，治疗妊娠便秘症见舌苔黄厚而干者，柴师也常用瓜蒌，取其润肠通便，较大黄之峻下本品相对安全稳妥。柴师在实际应用时，非常注意细节：一方面考虑患者服药后的个体差异，另一方面，考虑外地患者复诊的实际困难，柴师处方时，瓜蒌常常单包，这样方便患者根据大便情况调整药物用量。避免大便得通、津液得下后，继续服用瓜蒌导致泻下过度而变生他病。

【柴师常用量】10 ～ 15g。

桂　枝

【处方用名】桂枝。

【基原】为樟科植物肉桂的干燥嫩枝。

【性味归经】辛、甘，温。归心、肺、膀胱经。

【功能主治】发汗解肌，温通经脉，助阳化气，平冲降气。用于风寒感冒，脘腹冷痛，血寒经闭，关节痹痛，痰饮，水肿，心悸，奔豚。

【用法用量】3 ～ 10g。

【经典论述】

《神农本草经》：味辛，温。主治上气咳逆，结气，喉痹，吐吸，利关节，补中益气。

《药性赋》：味辛，热，有毒。浮也，阳中之阳也。气之薄者，桂枝也；气之厚者，肉桂也。气薄则发泄，桂枝上行而发表；气厚则发热，肉桂下行而补肾——此天地亲上、亲下之道也。

《本草求真》：入卫表以除风邪。

桂枝专入肌表，兼入心、肝。系肉桂枝梢，其体轻，其味辛，其色赤，故入心。有升无降，故能入肺而利气，入膀胱化气而利水，且能横行于臂，调和营卫，治痛风胁风，痛风其在《灵枢》谓之贼风;《素问》谓之痹症;《金匮》谓之历节，后世又更其名曰白虎历节，且有别名曰箭风箭袋，然总谓之行痹。其症则有因风因湿因寒因痰因瘀因虚之异，须用桂枝以为向导。胁风本属于肝，凡治胁风之症，当用桂枝入肝以平。止烦出汗，驱风散邪，为解肌第一要药。

《得配本草》：辛，甘，微热。入足太阳，兼手太阴经气分，通血脉，达营卫，去风寒，发邪汗。为内热外寒之圣剂，治肩臂诸药之导引。得茯苓，御水气之上犯以保心；得龙骨，使肾由经脉以出表。配黄芩，转少阳之枢。佐人参，发阴经之阳；佐干姜，开阳明之结。使石膏，和表邪之郁。阴血虚乏，素有血症，外无寒邪，阳气内盛，四者禁用。《伤寒论》曰：桂枝下咽，阳盛则毙。

《神农本草经百种录》：味辛，温。主百病，言百病用之得宜，皆有益也。养精神，通达脏腑，益在内也。和颜色，调畅血脉，益在外也。为诸药先聘通使。辛香四达，引药以通经络。久服轻身不老，血脉通利之效。面生光华，媚好常如童子。血和则润泽也。

寒气之郁结不舒者，惟辛温可以散之。桂性温补阳，而香气最烈，则不专于补，而又能驱逐阴邪。凡阴气所结，能与药相拒，非此不能入也。

《本经疏证》：盖其用之道有六，曰和营，曰通阳，曰利水，曰下气，曰行瘀，曰补中……水者火之对，水不行，由于火不化，是故饮入于胃，由脾肺升而降于三焦膀胱，不升者，心之火用不宣也，不降者，三焦膀胱之火用不宣也，桂枝能于阴中宣阳，故水道不利，为变非一，或当渗利，或当泄利，或当燥湿，或当决塞，惟决塞者不用桂枝，余则多藉其宣，有汗出则病愈者，有小便利则病愈，皆桂枝导引之功也（茯苓桂枝甘草大枣汤、茯苓桂枝白术甘草汤、五苓散茯苓甘草汤、木防己汤、木防己去石膏加茯苓芒硝汤、防己茯苓汤、茵陈五苓散、茯苓泽泻汤、桂枝汤、去桂加茯苓白术汤、桂枝加桂汤、理中丸）。

水气不化之因甚多，利水之物亦甚多，当审其何因，观其所用何药，而后药之功能可见也……桂枝之利水，乃水为寒结而不化，故用以化之，使率利水之剂以下降耳，是故水气不行用桂枝者，多兼表证（如五苓散、茯苓甘草汤等是也）及悸（桂枝加桂汤、茯苓桂枝甘草大枣汤等是也）上气（苓桂术甘汤、木防己汤等是也）振（苓桂术甘汤、防己茯苓汤等是也）等候，不如是，概不足与也，以是用桂枝者，仍用其和营通阳下气，非用其利水也。

【现代药理研究】

桂枝中主要含有桂皮醛、桂皮酸、肉桂醇、原儿茶酸等化学成分。现代研究表明桂枝挥发油与桂皮醛具有抗流感病毒的作用，且桂皮醛可以抑制前列腺素的分泌，从而表现出解热抗炎的作用。桂枝可通过抑制生物膜形成从而发挥抑菌作用。桂枝中的原儿茶酸可以改善血管内皮舒张功能，而桂枝可增加心肌血流量，改善心功能，增加冠脉流量，改善微循环障碍，加速体温恢复。此外，桂枝还具有抗过敏、抗凝血、抗肿瘤、抗焦虑的作用。

【柴师论药】

桂枝，教材的药物分类是在解表药中的辛温解表药（或为发散风寒药），四个主要功效为发汗解肌，温通经脉，助阳化气，平冲降气。柴师在妇科临床中应用最多的是桂枝温通经脉的功效和其气化功能。

桂枝，辛温之品，具有温动之性。大多数的解表药走气分为主，而桂枝主要入血分，容易动血。柴师治疗月经量多、月经先期的患者是不用此药的。月经量多、月经先期者，或因血热妄行所致，或因出血量多、月经频发致阴血不足而阴血内热，用桂枝有加重出血的可能。

桂枝温通血脉，善走四肢，可辨证用于妇科的多种痛症。如痛经的血虚寒凝证，柴师多在四物汤养血活血的基础上稍加桂枝（一般3g左右）以温阳通脉止痛。之所以强调以四物汤为基础，是因为桂枝本身既不是养血药，也不是活血化瘀药，只取其温散寒邪之功效，用量宜小，否则性温更伤阴血。再如产后身痛，多为精血津液亏虚不能濡养关节，柴师在辨证基础上常用白芍、生甘草——取芍药甘草汤之意，以缓急止痛，用桂枝1.5～2g加川芎3g，为佐使之药，引药入络。

桂枝温阳化气的功能，柴师称其为"气化"，并将"气化"的理念灵活运用于妇科临床。柴师明言是受启发于《伤寒论》中用治蓄水证的五苓散方。五苓散证的病机是肾阳不足，膀胱气化不利，痰饮水湿停聚，临床可见水肿、小便不利等症。方中桂枝温助脾肾之阳气，阳气得复，则膀胱气化得行，诸证皆除。多囊卵巢综合征为妇科临床常见的内分泌疾病，柴师几十年临床发现本病多为脾肾不足，痰湿阻滞，凝聚下焦胞脉而成此证，故常用桂枝和茯苓配伍，通阳化气、健脾化湿以恢复卵巢功能。

【柴师常用量】1.5～3g。

寒水石

【处方用名】红石膏、方解石、凝水石、白水石、凌水石、盐精、水石、冰石、鹊石、盐精石、泥精、盐枕、盐根。

【基原】为硫酸盐类石膏族矿物石膏或为碳酸盐类方解石族矿物方

解石。

【性味归经】辛、咸，寒。归心、胃、肾经。

【功能主治】清热降火，利窍，消肿。用于时行热病，壮热烦渴，咽喉肿痛，水肿，尿闭，口舌生疮，痈疽，丹毒，烫伤。

【用法用量】内服：煎汤，3～5钱；或入丸、散。外用：研末掺或调敷。

【经典论述】

《神农本草经》：主身热，腹中积聚邪气，皮中如火烧，烦满，水饮之。

《名医别录》：除时气热盛，五脏伏热，胃中热，烦满，口渴，水肿，小腹痛。

《本草纲目》：其气大寒，其味辛咸，入肾走血，除热之功，同于诸盐……治小便白，内痹，凉血降火，止牙疼，坚牙明。

《本草经疏》：凝水石，《本经》味辛气寒，《别录》加甘，大寒无毒。《经》曰，小热之气，凉以和之，大热之气，寒以取之。又曰，热淫于内，治以咸寒。大寒微咸之性，故主身热邪气，皮中如火烧，烦满，及时气热盛。五脏伏热，胃中热也，易饥作渴，亦胃中伏火也，甘寒除阳明之邪热，故能止渴不饥。水肿者湿热也，小便多不利，以致水气上溢于腹，而成腹痹，辛咸走散之性，故能除热利窍消肿也。疗腹中积聚者，亦取其辛散咸软之功耳。

《本经逢原》：寒水石，治心肾积热之上药。《神农本草经》治腹中积聚，咸能软坚也；身热皮中如火烧，咸能降火也。《金匮》风引汤，《局方》紫雪，皆用以治有余之邪热也。如无真者，戎盐、玄精石皆可代用，总取咸寒降泄之用耳。

《医林纂要》：除妄热，治天行大热及霍乱吐泻，心烦口渴，湿热水肿。

《本草求原》：治心肾实热。

【 现代药理研究 】

寒水石主要分为南、北寒水石两大类。南寒水石是天然的碳酸钙矿石，北寒水石是天然的硫酸钙矿石。

南寒水石除含有大量钙、氧外，还含有硅、镁、铁、铝、钠、钾、锌、锰、铅、砷、汞等元素，具有清热降火、温肺平喘、化痰助阳、除烦止渴、下乳等作用。南寒水石炮制过程中主要成分 $CaCO_3$ 部分转化为 $Ca(OH)_2$，止酸功效增强，炮制前后钙的含量几乎不变，但微量元素有较大的变化，例如锌作为人体中多种酶的功能成分，有助于胃溃疡的愈合，炮制后锌含量的增大，使南寒水石对胃炎、胃溃疡的疗效随之增强。

北寒水石主要包含硬石膏、石膏和芒硝，主治高热烦渴、目赤齿痛、消化不良、嗳气等症。北寒水石经炮制后硫酸钙的溶出度增加，药效相应提高。另外，实验研究表明寒水石化灰剂可明显抑制肿瘤生长，抗肿瘤细胞转移，并能有效降低放化疗的毒副作用。

【 柴师论药 】

寒水石味咸，性大寒，归肾经，走血分，有清热降火之功。柴师一般将其用于小儿性早熟及不规则子宫出血属血热实证的患者。

小儿性早熟的病机多属相火妄动，需用寒水石、黄柏等清热降火。6 ~ 7 岁患儿，寒凉药的剂量可稍重；8 ~ 9 岁患儿则须慎用寒凉，否则易折杀肾气，影响患儿正常生长发育及月经来潮。

寒水石性大寒，易影响气化导致气血凝滞于体内，出血患者属血热实证时方可应用，且不可多用，柴师遇出血活跃时用至 10g，不活跃时 5 ~ 6g 即可。

【 柴师常用量 】5 ~ 10g。

合欢皮

【处方用名】合欢皮。

【基原】为豆科植物合欢的干燥树皮。

【性味归经】甘，平。归心、肝、肺经。

【功能主治】解郁安神，活血消肿。用于心神不安，忧郁失眠，肺痈，疮肿，跌打损伤。

【用法用量】6～12g；外用适量，研末调敷。

【经典论述】

《神农本草经》：味甘，平。主安五脏，和心志，令人欢乐无忧。

《药性论》：属土而有水与金，补阴之有捷功也。长肌肉，续筋骨，概可见矣。而外科家未曾录用，何也？又名夜合，人家多植庭除间，蠲人之忿。

《本草蒙筌》：味甘，气平。无毒。利心志补阴，安五脏明目。令人事事遂欲，时常安乐无忧。

《本草纲目》：和血消肿止痛。

《本草汇言》：合欢皮，甘温平补，有开达五神，消除五志之妙应也……味甘气平，主和缓心气，心气和缓，则神明自畅而欢乐无忧。如俗语云，萱草忘忧，合欢蠲忿，正二药之谓欤。

《本草分经》：甘，平。和血补阴，安五脏，和心志，益心脾。调和则五脏自安矣。

【现代药理研究】

合欢中含有三萜、黄酮、木脂素、生物碱、鞣质及多糖等化学成分。研究表明，合欢皮有抗着床、抗早孕的作用。合欢皮能增加人妊娠子宫的收缩张力及振幅，而子宫收缩频率明显减少。其抗早孕作用机制在于杀伤胚胎的滋养层细胞。

实验研究表明合欢皮一般剂量（10～15g）可解郁安神，起镇静作用，大剂量则可悦志忘忧，起兴奋作用，存在双向调节作用。合欢皮具有抗肿瘤作用，其抗肿瘤机制可能与其增强免疫功能有关。合欢皮可同时增强小鼠非特异性及特异性免疫功能，且剂量越大，作用越强。

【柴师论药】

合欢皮，源自《神农本草经》，从药名可大概了解其具有解郁安神的功效，本品还有活血消肿的作用，所以疮疡外科也常用。柴师应用于妇科疾病，主要取其入心、肝二经，走血分，具有较强的疏肝、活血作用。

柴师认为合欢皮疏肝作用不似柴胡，柴胡具有升提作用，是"垂直方向"，而合欢皮疏肝作用为"水平方向"；并且合欢皮味甘性平，以治疗心神不安、烦躁、失眠等中上焦病症为主，无重坠之性，不入下焦。据此特点，柴师将合欢皮用于乳腺病的治疗中，如乳腺炎、乳腺结节等，常以合欢皮和理气宽胸的瓜蒌皮同用（若大便干则用全瓜蒌，取其宽中下气的作用）。

合欢皮作为安神药，古诗有"合欢蠲忿，萱草忘忧"之说，对情志因素导致的心神不宁、烦躁易怒尤为合适。故对围绝经期患者出现的各种情绪异常症状，柴师常在辨证基础上将合欢皮和百合同用。

因现代药理研究证实合欢皮具有较强的抗生育作用，故柴师强调合欢皮临床使用时要注意患者的年龄段及是否处于备孕状态，对于有生育要求或未严格避孕的育龄期女性患者要慎用，需排除妊娠可能才可应用；而对妊娠患者则禁用。

【柴师常用量】6～10g。

何首乌

【**处方用名**】制首乌、制何首乌、夜交藤根。

【**基原**】为蓼科植物何首乌的块根经炮制后的加工品。

【**性味归经**】苦、甘、涩，微温。归肝、心、肾经。

【**功能主治**】补肝肾，益精血，乌须发，强筋骨，化浊降脂。用于血虚萎黄，眩晕耳鸣，须发早白，腰膝酸软，肢体麻木，崩漏带下，高脂血症。

【**用法用量**】6～12g。

【**经典论述**】

《滇南本草》：涩精，坚肾气，止赤白便浊，缩小便，入血分，消痰毒。治赤白癜风，疮疥顽癣，皮肤瘙痒。截疟，治痰疟。

《本草纲目》：肾主闭藏，肝主疏泄，此物气温味苦涩，苦补肾，温补肝，能收敛精气，所以能养血益肝，固精益肾，健筋骨，乌发，为滋补良药，不寒不燥，功在地黄、天门冬诸药之上。

《药品化义》：益肝，敛血，滋阴。治腰膝软弱，筋骨酸痛，截虚疟，止肾泻，除崩漏，解带下。

《本经逢原》：何首乌，生则性兼发散，主寒热疟，及痈疽背疮皆用之。今人治津血枯燥及大肠风秘，用鲜者数钱，煎服即通，以其滋水之性最速，不及封藏，即随之而下泄也，与苁蓉之润燥通大便无异，而无助火之虞。

《重庆堂随笔》：何首乌，内调气血，外散疮痈，功近当归，亦是血中气药。第当归香窜，主血分风寒之病，首乌不香，主血分风热之疾为异耳。故同为妇科要药，兼治虚疟，并滑大肠，无甚滋补之力，昔人谓可代熟地，实未然也。

《本草正义》：首乌，专入肝肾，补养真阴，且味固甚厚，稍兼苦涩，性则温和，皆与下焦封藏之理符合，故能填益精气，具有阴阳平秘作用，非如地黄之偏于阴凝可比。

【现代药理研究】

何首乌含有二苯乙烯类、卵磷脂、蒽醌类等物质。现代药理研究表明，生、制何首乌具有降血脂、抗动脉粥样硬化的作用，不同提取物还具有抗氧化、抗骨质疏松、抗肿瘤、降血糖、益智、抗抑郁及抗菌等功效。何首乌对内分泌系统功能有促进作用，可使小鼠肾上腺重量明显增加。何首乌致肝损伤相关研究是近年报道的何首乌主要的不良反应。何首乌中的大黄素、大黄酸可损伤 L02 细胞，抑制 BEL 细胞增殖，具有一定的细胞毒作用，大黄酚可能是导致肝细胞凋亡和药物性肝损伤的主要成分之一。

【柴师论药】

柴师曾给学生们讲述对首乌的认识可追溯至 20 世纪五六十年代，柴师当时跟诊北京中医医院儿科名医祁振华。祁老认为首乌"善补中气"，善用首乌来治疗小儿的各种虚弱证，如发育迟缓、贫血、盗汗等病症，首乌用量很轻，用 1～2 钱，常常配伍黄精以加强补虚功效，效果良好。

柴师认为首乌入肝、肾，善补精血，补而不滞，性温而不燥，功同熟地黄，却无熟地黄滋腻碍胃之弊。小儿虚证，多见于先天肝肾不足，后天脾胃失养，首乌能兼顾先后天，肝肾精血充足，脾胃功能恢复，升清降浊运化如常，则中气充足，祁老谓之"补中气"盖源于此。

柴师受祁老启发将首乌用于妇科疾病的治疗中，如肝肾亏损、精血不足之闭经、月经后期、月经量少等病症。首乌的功效，从历代医家的论述看，虽有争议，但大多认为本品具有补益精血、延缓衰老的作用，尤宜用于卵巢早衰的治疗中。《本草正义》谓其"专入肝肾，补养真阴""与下焦封藏之理符合，故能填益精气，具有阴阳平秘作用"。妇科疾病病在下焦，柴师常用首乌配合熟地黄、天冬以增强补肾益精之功效。

　　近年来，首乌肝毒性的问题屡见报道。首乌有制首乌和生首乌之分，有补肝肾、益精血功效的主要是指制首乌。生首乌引发肝毒性的主要表现为轻、中度黄疸，通常由服用首乌药材或含单味首乌的片剂所致。若生首乌用量大则致肝损害，该损害发病快、病情急，主要表现为乏力、恶心、呕吐、肝区疼痛、巩膜黄染和肝脏肿大等。制首乌为生首乌的炮制品，由于炮制减毒作用，制首乌的肝毒性轻于生首乌。一般停药后可以恢复。首乌在临床的肝损害报道多与炮制不当，或超量使用，或长期服用等有关。

　　鉴于此，柴师用药也随之调整，虽然柴师平素用药剂量小，但考虑妇科疾病大多治疗周期长，近年来柴师处方中已很少出现制首乌，取而代之的是平补肝肾的黄精。"患者的用药安全永远是第一位的"，这是柴师一贯的宗旨。

　　【柴师常用量】6 ～ 12g。

荷　梗

　　【处方用名】荷梗、干荷梗、鲜荷梗。

　　【基原】为睡莲科植物莲的叶柄或花柄。

　　【性味归经】苦，平。归脾、胃经。

　　【功能主治】解暑清热，理气化湿。用于暑湿胸闷不舒，泄泻，痢疾，淋病，带下。

　　【用法用量】9 ～ 15g。

　　【经典论述】

　　《本草图经》：主霍乱后虚渴，烦闷不能食，及解酒食毒。

　　《药性切用》：开郁结以通淋。

《本草再新》：通气消暑，泻火清心。

《随息居饮食谱》：通气舒筋，升津止渴。霜后采者，清热止盗汗，行水愈崩淋。

《现代实用中药》：为收敛药。用于慢性衰弱的肠炎、久下痢、肠出血；妇人慢性子宫炎、赤白带下；男子遗精或夜尿证。又为解毒药。

《山西中药志》：止血，通乳。

《施今墨对药》：擅长于理气宽胸。用于治疗夏季感受暑湿，胸闷不舒、恶心呕吐、食欲不振等症。另外，又能通气利水，以治泄泻、痢疾、淋病、带下。

【现代药理研究】

荷梗中主要含有生物碱、黄酮类等成分。实验研究表明荷梗黄酮单体化合物可对人肝癌细胞产生体外细胞毒活性，可抑制肿瘤细胞的生长。而在应用荷梗生物碱单体化合物进行人早幼粒细胞白血病细胞毒活性测试中发现，荷梗生物碱也显示出较强的体外细胞毒活性，具有抗肿瘤作用。目前对荷梗的药理研究尚少，仍需进行进一步的研究。

【柴师论药】

对荷梗历代医家论述较少，但古籍中记载荷梗多有"通"的作用。施今墨认为荷梗能够通气利水，将其用于妇科带下病的治疗。

柴师喜用荷，盛赞荷全身都是宝，无论花蕊、花瓣、荷叶、荷梗、莲子、石莲子、莲须，均可入药。柴师认为荷叶具有化浊通利之功效，荷梗中通，可开郁散结而有疏通作用。且荷梗修长中空之形与女性输卵管相似，取类比象，常将荷梗用于输卵管不通相关疾病的治疗，应用时常与助气化的桂枝相配合。

【柴师常用量】10g。

荷　叶

【处方用名】荷叶。

【基原】为睡莲科植物莲的干燥叶。

【性味归经】苦，平。归肝、脾、胃经。

【功能主治】消暑化湿，升发清阳，凉血止血。用于暑热烦渴，暑湿泄泻，脾虚泄泻，血热吐衄，便血崩漏。荷叶炭收涩化瘀止血，用于出血症和产后血晕。

【用法用量】3～10g；荷叶炭3～6g。

【经典论述】

《本草纲目》：按闻人规《痘疹八十一论》云：痘疹已出，复为风寒外袭，则窍闭血凝，其点不长，或变黑色，此为倒靥，必身痛，四肢微厥，但温肌散邪，则热气复行而斑自出也，宜紫背荷叶散治之。盖荷叶能升发阳气，散瘀血，留好血，僵蚕能解结滞之气也。此药易得而活人甚多，胜于人牙、龙脑也。

《药品化义》：其味苦，其性凉，其品清，与胆磨清净之性合，用此以佐胆气。如嗽久者，肺金火炽克伐肝胆，用荷钱入煎剂治之，真良法也。虽取其气香，香益脾气，开胃和中。易老制枳术用荷叶煮饭为丸，滋养脾胃，然其义深远，不专主脾。盖饮食入胃，藉少阳胆气升发，脾能运化。若脾胃虚因胆气弱不得上行，虽用此治脾，实资少阳生发之气。东垣至晚年始悟此理，以为神奇，余特拈出，以便此用。

《医林纂要》：荷叶，功略同于藕及莲心，而多入肝分，平热、去湿，以行清气，以青入肝也。然苦涩之味，实以泻心肝而清金固水，故能去瘀、保精、除妄热、平气血也。

《药义明辨》：古人取以治脾胃者，为能升发清阳，以上达胃气也，胃气既达，则方书所列消水肿、发痘疹、诸血证，皆其应有之功。

《秘传证治要诀及类方》：治阳水浮肿，败荷叶烧存性，碾末米饮调下。荷叶灰服之令人瘦劣，今假病欲容体瘦以示人者，一味服荷叶灰，故可退肿。

【现代药理研究】

荷叶中主要含有黄酮、生物碱、有机酸类、挥发油、多糖、脂肪酸等化学成分。

实验研究发现一定剂量的荷叶乙醇提取物能够抑制实验鼠对碳水化合物的吸收，加速脂代谢和能量消耗。荷叶甲基莲心碱可增加胰岛素敏感性，荷叶乙醇提取物及荷叶中的儿茶素等还可促进胰岛素的分泌，从而发挥降血糖作用。

荷叶中的黄酮及生物碱为发挥降血脂作用的主要活性成分，其中生物总碱具有良好的降低血清胆固醇含量、抑制胰脂肪酶作用。荷叶黄酮可清除自由基，抑制亚油酸氧化，从而具有抗氧化作用。荷叶中一些碱性成分及黄酮类化合物对细菌具有抑制作用。

荷叶具有抗动脉粥样硬化、保护血管内皮、抗心律失常等作用。荷叶还具有止血、镇静、抗惊厥、抗肝纤维化、抗肿瘤、抗过敏、抗疟疾等作用。

【柴师论药】

荷叶，《中华人民共和国药典》和教材谓其为苦、平之性味，柴师认为荷叶稍偏寒性，不适于辨证为纯虚寒的患者，除此之外，临证见火热之象，无论实火、虚火，荷叶均有可用之机。

荷叶主入脾、胃经，主要功效有二：其一，荷叶善化中焦之浊，柴师谓其"不上不下祛胃浊"；其二，有止血之功（以荷叶炭更佳），可"散瘀血，留好血"（《本草从新》），止肠胃之血用荷叶炭尤佳。

对于妊娠相关疾病，柴师常用本品。如妊娠呕吐患者，尤其在暑热季节，伴见舌苔腻者，可用荷叶化浊止呕。若兼有腹痛、阴道出血等胎动不安者，可加用覆盆子固肾安胎、地骨皮清下焦虚热。柴师强调，荷叶和佩兰均有化浊之效，但对于此类病患，以荷叶为佳。主要考虑妊娠生理为阴血下聚养胎导致阴血相对不足而生内热，故宜用荷叶清热化浊，又可止血安胎；不用佩兰是虑佩兰芳香走窜之性，虽可祛湿同时也易伤阴。柴师还常将荷叶与莲须相配合，取莲须固精止血安胎之效。

对于妇科其他出血性疾病，柴师认为由于女性阴常不足，出血多因血海伏热、热扰血海，血海不固所致者居多。对于出血而阴亏的患者，柴师喜用北沙参配荷叶，北沙参既清肺热又补肺阴，金水相生，肾水足而血热清，荷叶一则清热止血，二则可佐沙参滋腻之性。

此外，柴师在使用生地黄、熟地黄、山药等有滋腻之性的药物时，常配少量荷叶，防其碍胃。

【柴师常用量】6～10g。

红　花

【处方用名】红花、红蓝花、草红花。

【基原】为菊科植物红花的花。

【性味归经】辛，温。归心、肝经。

【功能主治】活血通经，散瘀止痛。用于经闭，痛经，恶露不行，癥瘕痞块，胸痹心痛，瘀滞腹痛，胸胁刺痛，跌仆损伤，疮疡肿痛。

【用法用量】3～10g。

【经典论述】

《唐本草》：治口噤不语，血结，产后诸疾。

《开宝本草》：主产后血运口噤，腹内恶血不尽，绞痛，胎死腹中，并酒煮服。亦主蛊毒下血。

《本草衍义补遗》：红花，破留血，养血。多用则破血，少用则养血。

《本草纲目》：活血，润燥，止痛，散肿，通经。

《本草经疏》：红蓝花，乃行血之要药。其主产后血晕口噤者，缘恶血不下，逆上冲心，故神昏而晕及口噤，入心入肝，使恶血下行，则晕与口噤自止。腹内绞痛，由于恶血不尽，胎死腹中，非行血活血则不下；瘀行则血活，故能止绞痛，下死胎也。红蓝花本行血之药也，血晕解、留滞行，即止，过用能使血行不止而毙。

《本草汇言》：红花，破血、行血、和血、调血之药也。

《药品化义》：红花，善通利经脉，为血中气药，能泻而又能补，各有妙义。若多用三四钱，则过于辛温，使血走散。同苏木逐瘀血，合肉桂通经闭，佐归、芍治遍身或胸腹血气刺痛，此其行导而活血也。若少用七八分，以疏肝气，以助血海，大补血虚，此其调畅而和血也；若止用二三分，入心以配心血，解散心经邪火，令血调和，此其滋养而生血也；分量多寡之义，岂浅鲜哉。

《本草再新》：利水消肿，安生胎，堕死胎。

【现代药理研究】

红花有效成分为红花黄色素，还含有黄酮类、生物碱类、聚炔类、亚精胺类、木脂素类、倍半萜类、有机酸类、甾醇类、烷基二醇类、多糖类等化学成分。

红花黄色素可明显改善血管微循环，对心脑缺血再灌注损伤具有较好的改善作用，而羟基红花黄色素对血管组织细胞有明显的保护作用。红花注射液可促进周围神经再生，对神经系统有保护作用。在心脑血管方面，红花能够改善缺血心肌供求关系、改善外周微循环障碍，且具有抗凝血的作用。红花可有效缓解糖尿病足患者足部溃疡的进一步发展，促进溃疡面愈合。此外，红花尚有抗肿瘤、抗炎镇痛、抗氧化的作用。

红花能够兴奋实验动物的子宫平滑肌细胞。小剂量可使之发生节律性收缩，大剂量则使其自动收缩加强，甚至痉挛，对妊娠动物的作用尤为明显。红花具有明显抗早孕的作用。红花在单独用药时具有拟雌激素作用，在与雌激素同时用药时具有抗雌激素作用，其双向调节效应依赖于体内雌激素水平的高低。对于雌激素缺乏的大鼠，红花可促进其骨增长，防止发生骨质疏松。

【柴师论药】

红花，辛温之品，主要功效为活血化瘀、通经止痛，广泛用于妇科、产科疾病中的各类血瘀证症。

柴师认为红花的活血作用强，为破血活血药，且其味辛、性温，善走窜，走而不守，可"堕死胎"，临床用于流产后（自然流产、人工流产或药物流产）或产后，宫腔内有组织物残留者，与益母草、川芎等合用，如产后生化汤，可促进子宫收缩及组织物的排出。

红花有很好的通经作用，在闭经或月经后期的治疗中，柴师特别强调要把握用药的时机，不能见闭就通，需根据脉象判断血海的虚实，即血海充盈与否，再考虑是否选择用本品通经。临证时若见脉沉细而无滑象，提示血海亏虚，此时用红花通经，则犯"虚虚"之戒，柴师谓之"竭泽而渔"；若经治疗后，脉象由沉细逐渐见滑象，此为血海渐复，此时用红花加桃仁、益母草等活血通经之品，以期因势利导、"水满则溢"。对于血海已充盈，又在氤氲之时，柴师取红花少量，取其温通辛散之性，以助排卵。

红花化瘀止痛之功效显著，柴师常用于痛经的治疗，但提醒医者应注意辨别是"不通则痛"还是"不荣则痛"，前者可配伍桃仁、川芎、牛膝等以活血化瘀止痛；后者则应配伍当归、鸡血藤、阿胶珠等以养血活血止痛。

红花善于通利血脉、消肿止痛，故外科疮疡肿痛亦常用之。如我院皮科泰斗赵炳南有用红花以"破恶疮"的记载。对于妇科盆腔炎性包块，柴师认为当慎用。红花毕竟为辛温之品，急性炎症期不用或少用本品，可选用牡丹皮、赤芍以凉血活血。若盆腔脓肿形成，则不可选用红花、三棱等破血活血之品，以防脓肿破溃加重病情。

临床使用红花时，要注意用量的选择，文献有"多用则破血，少用则养血"的说法，柴师认为不是红花本身具有养血之功效，而是在养血药的基础上加少量的活血药，更有助于养血作用的发挥而已。

【柴师常用量】3～6g。

黄　精

【处方用名】黄精。

【基原】为百合科植物滇黄精的干燥根茎。

【性味归经】甘，平。归脾、肺、肾经。

【功能主治】补气养阴，健脾，润肺，益肾。用于脾胃气虚，体倦乏力，胃阴不足，口干食少，肺虚燥咳，劳嗽咯血，精血不足，腰膝酸软，须发早白，内热消渴。

【用法用量】10～15g。

【经典论述】

《名医别录》：味甘，平，无毒。主补中益气，除风湿，安五脏。

《日华子本草》：补五劳七伤，助筋骨，止饥，耐寒暑，益脾胃，润心肺。

《本草纲目》：补诸虚，止寒热，填精髓，下三浊。

《本经逢原》：黄精，宽中益气，使五脏调和，肌肉充盛，骨髓强坚，皆是补阴之功。

《本草正义》：味甘而厚腻，颇类熟地……补血补阴而养脾胃是其专长。

《本草便读》：黄精，为滋腻之品，久服令人不饥，若脾虚有湿者，不宜服之，恐其腻膈也。此药味甘如饴，性平质润，为补养脾阴之正品。

【现代药理研究】

黄精中主要含有甾体皂苷类、三萜皂苷类、黄酮类、生物碱类、木脂素类、植物甾醇类、果糖、多糖类、挥发油等物质。黄精具有抗衰老的作用，其机制可能与其调节免疫功能、抑制体内氧自由基等方面的作用有关。黄精总皂苷能明显升高胸腺、脾脏指数，升高血清免疫球蛋白和白细胞介素 –2 水平，增强免疫功能。黄精乙醇提取物具有改善记忆功能的作用。黄精皂苷能提高脑内单胺类神经递质水平，具有抗抑郁作用。黄精可抑制细胞增殖，并可诱导肿瘤细胞凋亡，从而发挥抗肿瘤的作用。此外，黄精还具有降血糖、降血脂、抗炎、抗病毒、抗菌的作用。

【柴师论药】

柴师谓黄精的特点是气阴双补，既平补脾肺之气，也养肺脾肾之阴。补气，而无党参、黄芪之温燥；补五脏之阴，却不似熟地黄、阿胶等滋腻重浊。味甘性平而濡养五脏，此特性与女性"阴常不足"的生理病理特点非常契合。

黄精自古被认为有延年益寿之功效，如《药性解》认为黄精可"补中益气，除风湿，安五脏，驻颜色"；《景岳全书》亦指出此药"久服延年不饥，发白更黑，齿落更生"。故柴师妇科临床常将其用于功能衰退性疾病，如围绝经期的各种月经失调，年轻患者由于卵巢功能障碍、卵巢早衰所导致的月经紊乱、闭经、不孕不育等。现代药理研究表明黄精具有促进机体免疫系统、提高免疫功能、延缓衰老、抗氧化、降血糖、降血脂及抗缺氧性坏死和凋亡等作用。近来有报道黄精对受损的卵巢功能有修复作用，此结果为本品对卵巢功能减退、卵巢早衰的治疗提供了依据。

柴师临床常用配伍：

（1）黄精和何首乌

柴师言及当年跟儿科名医祁振华出诊时，祁老善用黄精与何首乌配伍，用于治疗小儿虚弱诸症，起到"补中气"的效果。何首乌专入肝肾，补精血，黄精善补中焦脾胃，脾胃为后天之本，脾胃实则中气强，"五脏之气皆禀胃气以生，胃气者即后天之气也，斯气盛则五脏皆实"（《本草经疏》），实则五脏安。《本草蒙筌》亦指出："（黄精）安五脏六腑，补五劳七伤。除风湿，壮元阳，健脾胃，润心肺。旋服年久，方获奇功。小儿羸瘦，多唉弥佳。"

（2）黄精和枸杞子

黄精润肺滋阴，补脾益气，甘平厚腻，《滇南本草》谓其"补虚填精"，《本草便读》谓"此药味甘如怡，性平质润，为补养脾阴之正品"。可见，黄精既擅长补中健脾润肺，又能养阴益精，为气阴双补之品。枸杞子甘平，长于滋肾补肝，兼能助阳。黄精主入脾，以补后天为主，枸杞子主入肾，以助先天为主。二药合用，有先天后天兼顾，阴阳俱补之妙。柴师常用于由于肝肾不足、精血虚少导致的闭经、月经量少等病症。

此外，柴师提醒学生黄精毕竟性质黏腻，易碍胃助湿，所以脾虚痰湿之人慎用，或配伍理气化湿之品如陈皮、木香等，或与健脾利湿的茯苓等同用。

【柴师常用量】10g。

黄　芪

【处方用名】绵黄芪、黄芪、绵芪。

【基原】为豆科植物膜荚黄芪的根。

【性味归经】甘，微温。归肺、脾经。

【功能主治】补气升阳，固表止汗，利水消肿，生津养血，行滞通痹，托毒排脓，敛疮生肌。用于气虚乏力，食少便溏，中气下陷，久泻脱肛，便血崩漏，表虚自汗，气虚水肿，内热消渴，血虚萎黄，半身不遂，痹痛麻木，痈疽难溃，久溃不敛。

【用法用量】9～30g。

【经典论述】

《神农本草经》：味甘，微温。主痈疽，久败创，排脓，止痛，大风癞疾，五痔，鼠瘘，补虚，小儿百病。

《汤液本草》：（黄芪）治气虚盗汗并自汗，即表皮之药，又治肤痛，则表药可知。又治咯血，柔脾胃，是为中州药也。又治伤寒尺脉不至，又补肾脏元气，为里药。是上中下内外三焦之药。

《本草正》：（黄芪）因其味轻，故专于气分而达表，所以能补元阳，充腠理，治劳伤，长肌肉。气虚而难汗者可发，表疏而多汗者可止。其所以止血崩血淋者，以气固而血自止也，故曰血脱益气。其所以治泻痢带浊者，以气固而陷自除也，故曰陷者举之……黄耆，生者微凉，可治痈疽；蜜炙性温，能补虚损。

《本草备要》：生用固表，无汗能发，有汗能止，温分肉，实腠理，泻阴火，解肌热；炙用补中，益元气，温三焦，壮脾胃。

《本草便读》：（黄芪）之补，善达表益卫，温分肉，肥腠理，使阳气和利，充满流行，自然生津生血，故为外科家圣药，以营卫气血太和，自无瘀滞耳……生者补中而善行卫分，能益气固表，得防风则补而不滞，行而不泄，其功愈大；同当归则和营达卫。炙用则大补中气，有阳生阴长之理。

《长沙药解》：味甘，气平，入足阳明胃、手太阴肺经。入肺胃而补气，走经络而益营，医黄汗血痹之证，疗皮水风湿之疾，历节肿痛最效，虚劳里急更良，善达皮腠，专通肌表。

【现代药理研究】

黄芪中主要含有多糖类、皂苷类、黄酮类、叶酸、生物碱等化学成分。黄芪的降血压成分为黄芪皂苷甲，对血压具有一定的双向调节作用。黄芪多糖具有抗疲劳作用，能有效减少全身耗氧量，并提高患者的耐缺氧能力。

黄芪能增加血液中白细胞水平，并能提升巨噬细胞的吞噬百分率和吞噬指数，从而发挥增强免疫功能的作用。黄芪还具有增强病毒诱生干扰素能力的作用，能够有效减轻患者感冒症状。黄芪能够有效增强机体内的生理代谢功能。此外，黄芪还可改善心脏功能。

【柴师论药】

柴师谓黄芪为甘温纯阳之品，入肺、脾经，具有补中益气、提升中气的作用。黄芪有生、炙之分，临床多生用，生黄芪可益气固表，托毒生肌，为外科疮疡常用药。柴师考虑黄芪有温燥之性，而女性生理或病理以气阴不足或阴血亏虚者多见，温燥之品更伤阴血，故柴师临床常用太子参益气养阴而较少应用黄芪。

若遇脾虚所致崩漏或带经日久的患者，柴师常以生黄芪配伍大蓟、小蓟、生牡蛎同用，以益气固冲止血，其中生黄芪的用量不宜过大，一般10～15g。柴师认为妇科出血性疾病大多为阴虚内热导致血海不宁，临床症见舌苔干、脉有数象，治疗以养阴清热固冲为主，常用太子参、生牡蛎、地骨皮等。

【柴师常用量】 10～15g。

黄　芩

【处方用名】子芩、条芩、枯芩。

【基原】为唇形科植物黄芩的干燥根。

【性味归经】苦，寒。归肺、胆、脾、小肠、大肠经。

【功能主治】清热燥湿，泻火解毒，止血，安胎。用于湿温，暑湿，胸闷呕恶，湿热痞满，泻痢，黄疸，肺热咳嗽，高热烦渴，血热吐衄，胎热不安，痈肿疮毒。

【用法用量】3～10g。

【经典论述】

《神农本草经》：主诸热黄疸，肠澼，泄痢，逐水，下血闭。治恶疮，疽蚀，火疡。

《本草图经》：张仲景治伤寒心下痞满，泻心汤四方皆用黄芩，以其主诸热，利小肠故也。又太阳病下之利不止，有葛根黄芩黄连汤，及主妊娠安胎散，亦多用之。

《珍珠囊》：中枯而飘者，泻肺火，消痰利气；细实而坚者，泻大肠火，养阴退阳；中枯而飘者，除风湿留热于肌表；细而坚实者，滋化源退热于膀胱。

《本草汇言》：黄芩，气清而亲上，味重而降下，此剂味虽苦，而有泄下之理，体质枯飘，而有升上之情，故善能治三焦之火者也。所以方脉科以之清肌退热，疮疡科以之解毒生肌，光明科以之散热明目，妇女科以之安胎理经，此盖诸科半表半里之首剂也。

《药品化义》：黄芩中枯者名枯芩，条细者名条芩，一品宜分两用。盖枯芩体轻主浮，专泻肺胃上焦之火，主治胸中逆气，膈上热痰，咳嗽喘急，目赤齿痛，吐衄失血，发斑发黄，痘疹疮毒，以其大能凉膈也。其条芩体重主降，专泻大肠下焦之火，主治大便闭结，小便淋浊，小腹急胀，肠红痢疾，血热崩中，胎漏下血，挟热腹痛，谵语狂言，以其能清大肠也。

《本草新编》：古人云，黄芩乃安胎之圣药，亦因胎中有火，故用之于白术、归身、人参、熟地、杜仲之中，自然胎安。倘无火，而虚寒胎动，正恐得黄芩而反助其寒，虽有参、归等药补气、补血、补阴，未必胎气之能固也。况不用参、归等药，欲望其安胎，万无是理矣。

《医林纂要》：枯芩，降泻心火于高位以安肺，清肌表之热；子芩，彻邪热于下行，而厚大肠，除肠胃湿滞，除寒热往来。

【现代药理研究】

黄芩中主要含黄酮类成分，如黄芩苷、黄芩素、汉黄芩素、汉黄芩苷、千层纸素 A 等。黄芩苷和黄芩素能干扰花生四烯酸的代谢、抑制细胞因子活性，从而发挥解热抗炎作用。黄芩苷还可诱导肿瘤细胞凋亡，发挥抗肿瘤的作用。黄芩具有清除自由基、抗氧化的功效，而这可能为黄芩发挥保护肝损伤和抗肝纤维化作用的机制。黄芩对心肌、脑缺血再灌注损伤有保护作用。黄芩苷及黄芩素等成分有保护神经元作用。黄芩可能通过抑制 ATP 合成酶、微生物被膜的形成及抑制某些蛋白的表达来达到抑制细菌、真菌、衣原体生长的作用。另外，黄芩还具有免疫抑制和免疫增强的双向调节作用。

对生殖系统的影响：黄芩苷可降低孕小鼠流产率，上调血孕酮含量，促进着床期 IFN-γ 分泌，胚泡附植后又降低 IFN-γ 含量，并调节着床和妊娠期 Th1/Th2 细胞因子的平衡。黄芩对自发和催产素引起的小鼠子宫收缩有抑制作用，炒黄芩作用强于生黄芩。黄芩素对子宫内膜异位症大鼠有治疗作用，其作用可能与抑制 TNF-α、IL-6、IL-8 生成，抑制 ICAM-1、Bcl-2 表达等有关。

【柴师论药】

黄芩苦寒清热，自古有黄芩为"安胎圣药"之说。柴师诉当年刘奉五善用黄芩炭，尤其是条芩炭安胎，其治疗属于热证的胎动不安经验方——"清热安胎饮"，即是由黄芩、山药、椿根皮、阿胶等组成，临床疗效甚佳并沿用至今。

柴师自言早年亦常用黄芩或黄芩炭安胎，但现今临证中应用不多。柴师认为黄芩走肺经，善清肺热，而妊娠妇女阴血聚于下焦，血海空虚，用黄芩清肺热不如北沙参与荷叶同用：北沙参既能清热又可补肺阴，同时金水相生，还可补肾水以安胎；荷叶清热化浊，且不似黄芩味苦，据口感而言孕妇更易接受。

另外，柴师强调应当辩证地看待黄芩为"安胎圣药"之说，黄芩气味苦寒，对于舌质淡的阳虚型胎动不安患者是不适用的。正如《本草新编》所言"倘无火，而虚寒胎动，正恐得黄芩而反助其寒"，于胎无益。

当时笔者公派出国工作，柴师特地提醒学生注意黄芩的使用尚未得到国际认可，欧洲、东南亚等国家有拒绝进口黄芩之说，为了中医药治疗能更好地与国际接轨，临证中应"因人而异、因地制宜"，尽量避免黄芩的使用。

【柴师常用量】 6 ～ 10g。

藿　香

【处方用名】 藿香。

【基原】 为唇形科植物藿香的地上部分。

【性味归经】 辛，微温。归肺、脾、胃经。

【功能主治】 芳香化浊，和中止呕，发表解暑。用于湿浊中阻，脘痞呕吐，暑湿表证，湿温初起，发热倦怠，胸闷不舒，寒湿闭暑，腹痛吐泻，鼻渊头痛。

【用法用量】3 ～ 10g。

【经典论述】

《嘉祐本草》：主风水毒肿，去恶气，止霍乱心腹痛。

《药鉴》：能开脾胃，进饮食，止霍乱，定呕逆，乃伤寒方之要领，为正气散之圣药也。其曰禁口臭难闻者，得非气味之芬香故耳。其曰清风消肿者，得非气味之温辛故耳。

《本草新编》：定霍乱有神，止呕吐尤效，开胃消食，去臭气，利水肿。但亦可佐使，而不可为君臣。盖藿香逐邪甚速，未免耗气亦多，故佐气血之药往往取效，否则，无功耳。

《药笼小品》：快气和中，开胃止呕，去恶气。霍乱吐泻，心腹绞痛，上中二焦邪滞。若胃家有热戒用。

《本草再新》：解表散邪，利湿除风，清热止呕。治呕吐霍乱、疟痢、疮疥。

【现代药理研究】

藿香主要含有挥发油、黄酮类、微量元素等化学成分。现代药理研究显示藿香具有广泛抗病原微生物的作用，对新型隐球菌、皮肤癣菌等真菌，大肠杆菌、枯草杆菌、志贺菌、金黄色葡萄球菌等细菌，柯萨奇病毒、甲型流感病毒等病毒及疟原虫均有抑杀作用。藿香还能够抗炎镇痛、解热、镇吐、止咳嗽化痰，尚有通便、抗氧化、抗肿瘤和调节免疫的功效。

【柴师论药】

藿香味辛性散，柴师谓藿香发汗力强，具有发表解暑的功效，暑热表证时可用，尤宜于"空调病"。夏季炎热，多数人开空调以降温避暑，但天人相应，夏季人体的腠理本处于开泄状态，空调寒冷之气可使毛孔闭合，汗液不能正常排泄，易停聚在表化为湿邪，湿为阴邪，阻遏阳气，临床出现头痛、恶寒、乏力等外感症状，此即柴师所谓"空调病"。虽有乏力等不足之症，但不宜用补益之品，其治疗当以藿香辛散温通而解表祛湿。但柴师特别强调藿香用量不宜过大，一般 3 ～ 5g，否则可能出现汗孔开泄过度，汗液流失过多，导致津伤而表邪不解。

藿香的特点是解表祛湿，善祛在表的寒湿之邪，不善除胃浊，故中焦湿热则非其所宜。若见中焦湿热之证，此时可用佩兰，因佩兰入脾胃经，芳香化浊，其性平不温；或用荷叶和茯苓配伍，其中荷叶清热利湿，茯苓健脾祛湿，表里兼顾；若舌苔偏干，提示津伤化燥的可能，可选用芦根以清热生津而不滋腻，不用玉竹，虑其有滋腻生湿之性。

【柴师常用量】3 ～ 5g。

金银花

【处方用名】金银花、银花、双花、二花、二宝花。

【基原】为忍冬科植物忍冬的花蕾。

【性味归经】甘，寒。归肺、心、胃经。

【功能主治】清热解毒，疏散风热。用于痈肿疔疮，喉痹，丹毒，热毒血痢，风热感冒，温病发热。

【用法用量】6 ～ 15g。

【经典论述】

《本草正》：其性微寒，善于化毒。故治痈疽肿毒，疮癣杨梅风湿诸毒，诚为要药。毒未成者能散，毒已成者能溃。但其性缓，用须倍加或用酒煮服，或捣汁掺酒顿饮，或研烂拌酒厚敷。若治瘰疬上部气分诸毒，用一两许，时常煎服极效。

《洞天奥旨》：疮疡必用金银花者，以金银花可以消火毒也。然毒实不同，有阴毒、阳毒之分。其海之至者，皆火热之极也。金银花最能消火热之毒，而又不耗气血，故消火毒之药，必用金银花也。

《本经逢原》：芳香而甘，入脾通肺。主下痢脓血，为内外痈肿之要药；解毒祛脓，泻中有补，痈疽溃后之圣药。今世但知其消肿之功，昧其能利风虚也。但气虚脓清，食少便泻者勿用。

《药义明辨》：金银花，味甘微寒。凡肝家血虚有热以为病者，或脏腑、经脉，或肉里，皆可用以撤其壅热，散其聚毒，不但为诸疮要药而已。

【现代药理研究】

金银花中主要含有绿原酸类、黄酮类、三萜皂苷类、挥发油及其他化学成分。金银花乙醇提取液有明显的终止妊娠作用，且随着剂量增加该作用也增强。金银花的抗孕作用可被外源性的孕酮、人绒毛膜促性腺激素所完全取消。金银花提取液具有抗病毒感染的能力，而且对金黄色葡萄球菌、大肠杆菌等多种细菌均有抑制作用。金银花有抗肿瘤作用，能诱导癌细胞分化、抗肿瘤侵袭及转移、阻碍信息传递、转移肿瘤的多药耐药性、抑制端粒酶活性。金银花能减少大鼠肠内胆固醇吸收，降低血浆中胆固醇含量，发挥降血脂作用。金银花还具有抗炎、抗氧化、保肝利胆、增强免疫、抗过敏等作用。

【柴师论药】

金银花气味甘寒，为传统的清热解毒药物，取其入血分清热解毒之功效，临床各科广泛用于各种感染。

柴师认为金银花为花入药，其质轻，其性上扬，作用部位以人体上部为主，如热毒所致头面部、咽部的红肿热痛，甚至疖肿等症。

妇科内分泌疾病中常见的高泌乳素血症，其病变部位在垂体，临床表现为垂体分泌功能亢进，柴师对该病的中医病因病机从热毒立论，治以清热解毒为法，常用金银花、菊花、钩藤、川芎等配伍治疗。治疗盆腔疾病时常与其他药物配伍：如盆腔炎性疾病属下焦湿热证时，配伍川楝子、土茯苓、槐花等，其中川楝子理气止痛、走肝经过阴器，土茯苓善清下焦湿毒，槐花入大肠、善清大肠湿热，诸药配合，处方作用趋下而达病所。柴师有时或不用金银花，而用走下焦的白头翁。另外，治疗病理诊断为子宫内膜炎所致的经期延长患者时，柴师常以金银花清热解毒配伍益母草活血化瘀同用，以避免留邪。

对于妊娠期的患者，柴师认为金银花相较于连翘苦寒而言，本品性平和，妊娠期不忌。对于妊娠感冒症见口干咽痛者，柴师常以金银花、玉蝴蝶、芦根等同用，清热生津止痛。

【柴师常用量】10g。

桔　梗

【处方用名】苦梗、苦桔梗、白桔梗。

【基原】为桔梗科植物桔梗的干燥根。

【性味归经】苦、辛，平。归肺经。

【功能主治】宣肺，利咽，祛痰，排脓。用于咳嗽痰多，胸闷不畅，咽痛音哑，肺痈吐脓。

【用法用量】3～10g。

【经典论述】

《本草汇言》：桔梗主利肺气，通咽膈，宽中理气，开郁行痰之药也。凡咳嗽痰喘，非此不除，以其有顺气豁痰之功。头目之病，非此不疗，以其有载药上行之妙。

《本草通玄》：桔梗之用，惟其上入肺经，肺为主气之脏，故能使诸气下降，世俗泥为上升之剂不能下行，失其用矣。

《本草正》：桔梗，味苦微辛，气微凉，气轻于味，其性浮。用此者用其载药上升，故有舟楫之号。

《本草崇原》：桔梗，治少阳之胁痛，上焦之胸痹，中焦之肠鸣，下焦之腹满。又惊则气上，恐则气下，悸则动中，是桔梗为气分之药，上中下皆可治也。

【现代药理研究】

桔梗中主要含有皂苷类化合物、黄酮类化合物、酚类化合物、甾醇类化合物、多糖类化合物等化学成分。桔梗具有止咳化痰作用，桔梗皂苷 D 为其主要的镇咳活性成分，而桔梗水提取物可抑制卵清蛋白诱导的黏液分泌过多，减少痰液，具有化痰作用。桔梗有抗肥胖和抗高血脂作用，而桔梗总皂苷具有降血脂的作用。桔梗皂苷 A、桔梗皂苷 C、桔梗皂苷 D 及去芹糖桔梗皂苷 D 都对胰脂肪酶有显著的抑制作用，从而抑制小肠对脂肪的吸收，达到抗肥胖作用。桔梗还具有良好的抗疲劳、抗肿瘤、调节免疫作用。

【柴师论药】

桔梗入肺经，《药性赋》谓其"开肺利胸膈而治咽喉"，主要作用于上焦，中焦以上的病可用之载药上行。柴师临证时，妇科疾病如涉及皮肤病变，尤其是面部皮肤时，常用桔梗为佐使之药，除了取其载药上行功效外，亦取桔梗入肺经，而肺主皮毛，皮肤病变多与肺气的失宣或郁闭有关。

如多囊卵巢综合征伴面部痤疮明显者，柴师常以桔梗、贝母、川芎相配合，贝母走上焦、软坚散结（以川贝为佳，但价格昂贵，故常以浙贝代之），川芎可上行头目、行气散滞。面部色斑、黄褐斑、痤疮明显者，可取桔梗载药上行之力，而面部为足阳明胃经所过，柴师常合用泽兰、冬瓜皮等可祛肠胃之浊的药物，临床效果满意。

【柴师常用量】5～10g。

苦丁茶

【处方用名】苦丁茶。

【基原】为木犀科植物粗壮女贞的干燥叶。

【性味归经】苦、微甘，微凉。归肝、胆、胃经。

【功能主治】散风热，清头目，除烦渴。用于头痛，齿痛，耳鸣，目赤红肿，咯血，暑热烦渴。

【用法用量】3～9g，或泡茶饮。

【经典论述】

《本经逢原》：止痢。

《医林纂要》：治天行狂热。

《本草纲目拾遗》：妇人服之，终身不孕，为断产第一妙药也。味甘、苦，极香。兼能逐风活血，绝孕如神。

【现代药理研究】

苦丁茶具有三萜类、内酯类成分。动物实验显示，苦丁茶可兴奋多种实验动物的子宫平滑肌，具有抗早孕、抗着床的作用。苦丁茶还能够保护心血管系统、降血脂、减肥、抗菌、提高适应能力等。

【柴师论药】

《本草纲目拾遗》记载苦丁茶为"断产第一妙药"，柴师理解"断产"应该包含两个方面的含义：一方面是针对母体生育能力而言，具有抑制作用，即所谓的"妇人服之，终身不孕""绝孕如神"，用西医学的概念可描述为对卵巢功能有抑制作用；另一方面是针对正在发育的胚胎有终止妊娠的作用，即所谓的杀胚功效。

考虑苦丁茶对卵巢功能可能有抑制，柴师临床常将其用于子宫内膜异位症、子宫腺肌症及子宫内膜增生等柴师认为跟"卵巢功能活跃"相关的疾病的治疗中。同时柴师再三强调，也正因为苦丁茶的"绝孕"，一定要注意患者的年龄段、是否有生育要求，权衡利弊，慎重用药。柴师建议苦丁茶最宜用于年龄属于围绝经期、没有生育要求的上述疾病患者。柴师及笔者在辨证的基础上加上苦丁茶，均取得较为满意的疗效，其机制有待进一步研究。

柴师认为苦丁茶有杀胚作用，现代药理研究也有佐证，如动物实验研究证实苦丁茶有抗早孕、抗着床的作用。在临证中，常将其用于不全流产，异位妊娠，尤其是宫角妊娠、瘢痕妊娠等手术后仍有妊娠组织物残留，监测人绒毛膜促性腺激素（HCG）下降不满意者，柴师常在处方中加少量的苦丁茶，临床疗效满意。

鉴于苦丁茶易被忽视的特殊功效，柴师提醒临床医生注意切勿长期、过量使用，对于将本品当作保健品、减肥茶的做法，柴师认为不宜提倡，需因人因年龄因疾病而异，不可一概而论。

【柴师常用量】2～5g。

莲　须

【处方用名】莲花须、莲花蕊、莲蕊须、佛座须。

【基原】为睡莲科莲属植物莲的雄蕊。

【性味归经】甘、涩，平。归肾、肝经。

【功能主治】清心益肾，涩精止血。主治遗精，尿频，遗尿，带下，吐血，崩漏。

【用法用量】2～5g。

【经典论述】

《本草蒙筌》：益肾，涩精，固髓。

《本草通玄》：治男子肾泄，女子崩带。

《本草纲目》：清心通肾，固精气，乌须发，悦颜色，益血，止血崩、吐血。

《本草经疏》：莲蕊须《本经》不收，而古方固真补益方中，往往用之。详其主治，乃是足少阴经药，亦能通手少阴经，能清心，入肾固精气，乌须发，止吐血，疗滑泄。

《本经逢原》：莲须，清心通肾，以其味涩，故为秘涩精气之要药，《三因》固真丸、巨胜子丸用之。

《调疾饮食辨》:《本草纲目》以（莲须）为与莲子同功，大误。莲子温而涩，此寒而涩也。

【现代药理研究】

莲须主要含有黄酮和生物碱等化学成分。实验研究表明，莲须能增加正常大鼠和早孕大鼠离体子宫收缩力，具有催产作用。莲须能使幼雌性小鼠卵巢及子宫增重，使子宫内膜发生改变，阴道开口时间提前，阴道开口率增加，表明莲须在体内整体试验有雌激素样作用，为弱雌激素样效应。此外，莲须还具有抗溃疡、抗血栓、镇痛、抗乙肝病毒、美白等作用。

【柴师论药】

柴师认为莲须药性偏凉，其作用部位重在下焦。古书谓其可"清心通肾"，性凉可清热，尤其善清心火；同时通肾而不补肾，不会鼓动肾气，又兼有敛阴摄精的作用。莲须的这些特点，柴师常在先兆流产、小儿性早熟、遗精等病的治疗中得以体现。

柴师认为先兆流产的病因病机多为肾虚、阴血不足，阴血虚而生内热，热扰胞宫所致胎动不安，故常以益肾养血、清热固冲安胎为法治疗，其中莲须为柴师习用药。现代药理研究认为莲须有雌激素样作用，而雌激素在早孕期间对受精卵的着床及胚胎的发育有非常重要的作用。虽然在古本草中未见莲须催产的报道，但在岭南民间常在临产前服用莲须以催产，其机制有待进一步临床验证和观察。

至于小儿性早熟，多为饮食不慎，导致相火妄动，柴师常用莲须清心火配合旱莲草、白芍、乌梅等滋肾阴敛相火。男科遗精症辨证属此类证候者，柴师常用莲须以固精涩精。

总之，莲须清热而不苦寒，不会折杀肾之生生之气；性味甘平而涩，没有辛散之性，不伤津耗液；同时，莲须亦无滋阴之功效，固涩的同时不至于生湿敛邪。正是由于莲须的这些特点，柴师临床广泛用于不同年龄段的各种疾病。

【柴师常用量】3～6g。

龙眼肉

【处方用名】龙眼肉、龙眼、桂圆肉、元肉、圆肉。

【基原】为无患子科植物龙眼的假种皮。

【性味归经】甘，温。归心、脾经。

【功能主治】补益心脾，养血安神。用于气血不足，心悸怔忡，健忘失眠，血虚萎黄。

【用法用量】9～15g。

【经典论述】

《神农本草经》：主五脏邪气，安志，厌食，久服强魂魄，聪明。

《开宝本草》：归脾而能益智。

《滇南本草》：养血安神，长智敛汗，开胃益脾。

《本草纲目》：食品以荔枝为贵，而资益则龙眼为良，盖荔枝性热，而龙眼性和平也。严用和《济生方》治思虑劳伤心脾有归脾汤，取甘味归脾，能益人智之义。

《药品化义》：桂圆，大补阴血，凡上部失血之后，入归脾汤同莲肉、芡实以补脾阴，使脾旺统血归经。如神思劳倦，心经血少，以此助生地、麦冬补养心血。又筋骨过劳，肝脏空虚，以此佐熟地、当归，滋补肝血。

《得配本草》：益脾胃，葆心血，润五脏，治怔忡。

《本草求真》：龙眼气味甘温，多有似于大枣，但此甘味更重，润气尤多，于补气之中，又更存有补血之力，故书载能益脾长智，养心保血，为心脾要药，是以心思劳伤而见健忘、怔忡、惊悸，暨肠风下血，俱可用此为治。

《理虚元鉴》：龙眼大补心血，功并人参，然究为湿热之品，故肺有郁火，火亢而血络伤者，服之必剧。

【现代药理研究】

龙眼肉中主要含有糖类、脂类、皂苷类、多肽类、多酚类等成分。

实验研究显示，龙眼肉的乙醇提取物可对雌性大鼠垂体 – 性腺轴的机能产生明显影响，具体表现为血清中催乳素含量的降低，孕酮和尿促卵泡素含量增加，大剂量时雌二醇和睾酮含量减少，而龙眼肉对促黄体生成素无明显影响。

龙眼肉水浸液对人的子宫颈癌细胞有 90% 以上的抑制率，几乎和常用的抗癌药物长春新碱相当。

此外，龙眼肉还具有抗氧化、抗应激、抗焦虑、抗菌、抗衰老、增强免疫等作用。

【柴师论药】

龙眼肉，入心脾两经，走中上焦，具有大补阴血之效；味甘性温，柴师认为其温性可增加滋阴养血药物的气化，有益于有形之血的化生。在柴师常用的养血药中，唯有本品只入心脾两经，余药均有入下焦肝肾，提示本品尤其适用于心脾不足的血虚证，如思虑过度，劳心伤脾，症见心烦失眠、心悸怔忡、健忘等。

柴师临床常将龙眼肉用于年龄偏大的女性患者，见围绝经期综合征、月经量少等病症时，用其益心脾，补养气血，盖遵《河间六书》中所言："妇人童幼天癸未行之间，皆属少阴；天癸既行，皆属厥阴论之；天癸既绝，乃属太阴经也。"亦用于由于学习紧张、思虑过度所致的卵巢早衰等病的治疗。若治病在下焦者，常与川芎配伍，以川芎引经入血海。

因其性偏温，柴师一般在夏天或对舌苔见腻者不用本品，此时补血常用阿胶。

【柴师常用量】10～12g。

麦　芽

【处方用名】生麦芽、大麦毛、大麦芽。

【基原】为禾本科植物大麦的成熟果实经发芽干燥的炮制加工品。

【性味归经】甘，平。归脾、胃经。

【功能主治】行气消食，健脾开胃，回乳消胀。用于食积不消，脘腹胀痛，脾虚食少，乳汁郁积，乳房胀痛，妇女断乳，肝郁胁痛，肝胃气痛。生麦芽健脾和胃，疏肝行气，用于脾虚食少，乳汁郁积。炒麦芽行气消食回乳，用于食积不消，妇女断乳。焦麦芽消食化滞，用于食积不消，脘腹胀痛。

【用法用量】10～15g；回乳炒用60g。

【经典论述】

《药性论》：能消化宿食，破冷气，去心腹胀满。

《日华子本草》：温中，下气，开胃，止霍乱，除烦，消痰，破癥结，能催生落胎。

《医学启源》：补脾胃虚，宽肠胃，捣细炒黄色，取面用之。

《滇南本草》：宽中，下气，止呕吐，消宿食，止吞酸吐酸，止泻，消胃宽膈，并治妇人奶乳不收，乳汁不止。

《本草纲目》：麦蘗、谷芽、粟蘗，皆能消导米面诸果食积。观造饧者用之，可以类推。但有积者能消化，无积而久服，则消人元气也，不可不知。若久服者，须同白术诸药兼用，则无害。

《本草求真》：麦芽味甘气温。又味微咸，能软坚。温主通行，故能消食化谷，及治一切宿食冷气，心腹胀满，温中下气除烦，止霍乱，消痰饮，破症结等症。单服炒麦芽能回乳。

【现代药理研究】

麦芽主要含有多糖类、酶类及生物碱类等成分。麦芽中含有丰富的维生素 B_6，维生素 B_6 能促进多巴向多巴胺转化，加强多巴胺的作用，从而影响 PRL 的分泌，另外麦芽中含有麦角胺类化合物，能够抑制 PRL 的释放。

动物实验表明，炒麦芽含药血清大剂量可抑制 MMQ 大鼠垂体瘤细胞增殖，长期应用抑制增殖作用和溴隐亭相类似，低剂量炒麦芽在 48 小时前随培养时间延长可促进细胞增殖，不同剂量炒麦芽双向调节机制可能是通过影响细胞神经生长因子而调控 PRL 分泌实现的。麦芽还具有促性腺分泌的作用，可通过刺激生殖腺轴而升高 FSH、LH、E_2 激素水平。

麦芽中含有丰富的淀粉酶，有助于淀粉类食物的消化。麦芽还具有抗血小板凝集、抗真菌、抗结肠炎、抗氧化及去极化肌肉松弛等作用。

【柴师论药】

生麦芽催乳、炒麦芽回乳，可以说是麦芽常识性的功效。但实验研究发现麦芽的回乳和催乳不在于麦芽是生麦芽还是炒麦芽，而是在于用量的多少，即小剂量催乳，大剂量则抑乳，临床上用于抑制乳汁分泌的剂量应在 30g 以上。

麦芽具有催乳、回乳的双向调节作用，提示麦芽的作用靶点在垂体。实验研究证明，生麦芽作用垂体促进泌乳素分泌的作用要强于炒麦芽。对高泌乳素血症的患者，或者垂体增大或垂体肿瘤（如常见的垂体微腺瘤）的患者，柴师认为这类疾病表明垂体功能处于亢进状态，不能用麦芽及含麦芽类成分的食物，否则促使垂体更加活跃，从而促进泌乳素的分泌，使乳汁分泌增加，加重病情或使病情复发。在跟师过程中，笔者对两例麦芽案印象深刻：一例是一位高泌乳素患者，经治疗病情本已平稳，再诊时泌乳素突然明显升高并出现泌乳，详细追问发现是由于食用烤嫩麦苗所致；另一例是 80 多岁的老年患者，已绝经几十年，夏天时出现了乳房胀痛，通过详细问诊，发现是因天热老人喝了一段时间的格瓦斯（一种麦芽汁发酵饮品）后出现，嘱其停止饮用后症状消失。

柴师常言：万事皆为双刃剑，有利就有弊。生麦芽对垂体的刺激作用亦是如此。垂体功能活跃者，避免使用生麦芽或含麦芽类成分的食物；但对于垂体功能低下者，比如妇科常见的垂体性闭经，在中医辨证的基础上，可加用生麦芽以促进垂体功能，药理研究证明麦芽还具有促性腺分泌的作用，可通过刺激生殖腺轴而升高促卵泡生成素、促黄体生成素及雌激素的水平，最终有助于月经的恢复。

此外，麦芽作为消导类药，具有行气消食、健脾开胃的功效，同时还善于疏肝理气，正如张锡纯所言：麦芽"虽为脾胃之药，而实善疏肝气……善助肝木疏泄以行肾气"，且强调"疏肝宜生用，炒之则无效"。根据柴师"二阳致病"理论，由于肝郁不舒、肠胃积滞导致月经闭止或后期，临床伴有大便不畅、舌苔厚腻等阳明湿热之症，此时不可用养阴滋腻碍胃之品，柴师常用生麦芽和槐花配伍，以疏肝理气、清大肠积热，待湿热之症除，方可予滋阴养血之品。

对于妊娠患者，柴师禁用麦芽，《本草正》中也认为："麦芽，女子有胎妊者不宜多服。亦善催生落胎。"

【柴师常用量】10 ～ 15g。

茅　根

【处方用名】白茅根。

【基原】为禾本科植物白茅根的干燥根茎。

【性味归经】甘，寒。归肺、胃、膀胱经。

【功能主治】凉血止血，清热利尿。用于血热吐血，衄血，尿血，热病烦渴，湿热黄疸，水肿尿少，热淋涩痛。

【用法用量】9 ～ 30g。

【经典论述】

《神农本草经》：主劳伤虚羸，补中益气，除瘀血、血闭寒热，利小便。

《名医别录》：下五淋，除客热在肠胃，止渴，坚筋，妇人崩中。

《日华子本草》：主妇人月经不匀，通血脉，淋沥。

《滇南本草》：止吐血，衄血，治血淋，利小便，止妇人崩漏下血。

《本草纲目》：白茅根甘，能除伏热，利小便，故能止诸血、哕逆、喘急、消渴，治黄疸水肿，乃良物也。世人因微而忽之，惟事苦寒之剂，致伤冲和之气，乌足知此哉？

《本草经疏》：血热则瘀，瘀则闭，闭则寒热作矣。（茅根）寒凉血，甘益血，热去则血和，和则瘀消而闭通，通则寒热自止也。

《本经逢原》：白茅根，《神农本草经》主治劳伤虚羸者，以甘寒能滋虚热，而无伤犯胃气之虞也。言补中益气，胃热去而中气复。是指客邪入伤中州，渐成虚羸而言，非劳伤本病所宜。

《本草求真》：茅根，清热泻火，消瘀利水，专理血病，凡一切吐血、衄血、血瘀、血淋、血崩、血闭，并哕逆、喘急、黄疸、水肿等证，因热因火而成者，服之热除而血即理，火退而气与水消矣……此药味甘性纯，甘不泥膈，寒不伤中，为治虚羸客热犯中州之剂。

【现代药理研究】

白茅根主要含有糖类、三萜类、有机酸类、黄酮类、甾醇类等化学成分。研究表明，白茅根及其提取物可阻滞细胞周期、诱导细胞凋亡，抑制细胞恶性增殖，同时也可增强机体的免疫功能，达到直接与间接抗肿瘤作用。白茅根多糖能降低糖尿病小鼠血清糖化血红蛋白、三酰甘油、总胆固醇和低密度脂蛋白水平，升高肝糖原和高密度脂蛋白水平，从而发挥调控糖脂代谢紊乱的作用。白茅根总黄酮具有抗氧化作用。白茅根能通过调节补体的活性、巨噬细胞的增殖及吞噬活性、氧化亚氮及细胞因子的分泌来调节免疫。白茅根对酒精中毒所致的肝脑损伤也具有保护作用。

【柴师论药】

茅根性寒，《药性赋》曰"茅根止血与吐衄"，柴师认为茅根可凉血止血，同时又兼有活血之功用，茅根的清解作用为其特点。"清"即清热，热为瘀热，清热同时具有祛湿和通利、凉血功效；"解"即祛湿、活血作用，体现了"消"的功能，故暑热季节多用。柴师强调：茅根虽然性寒，但凉血的力量不强，无论是实热还是虚热，无论是虚阳还是浮阳，均可用其凉血清热。

在妇科临床，柴师认为由于女性阴常不足的生理病理特点，妇科出血性疾病热扰血海、迫血妄行者居多，故临床将茅根用于由于血热导致的月经先期及出血类疾病的治疗，尤其是妇科炎症兼有不正常出血者为佳。因妇科炎症的病位在下焦，其病理改变多有局部组织或器官的炎性渗出或水肿，而茅根清热止血、通利祛湿，却无收敛、滋腻之性，故适用。此时不用旱莲草，虽然旱莲草也具有清热止血作用，但旱莲草有收敛之性，不利于局部的病理产物的消除。

此外，对妊娠期的出血，考虑茅根有一定活血作用，柴师不用茅根而选择侧柏炭、莲须、苎麻根等清热凉血安胎的药物。

【柴师常用量】10～15g。

玫瑰花

【处方用名】玫瑰花、刺玫花。

【基原】为蔷薇科植物玫瑰的干燥花。

【性味归经】甘、微苦，温。归肝、脾经。

【功能主治】行气解郁，和血，止痛。用于肝胃气痛，食少呕恶，月经不调，跌仆伤痛。

【用法用量】3～6g。

【经典论述】

《本草纲目拾遗》：气香性温，味甘微苦，入脾、肝经，和血行血，理气治风痹……能和血平肝，养胃，宽胸，散郁。点酒服。

《随息居饮食谱》：调中活血，舒郁结，辟秽，和肝。酿酒可消乳癖。

《药性考》：行血破积，损伤瘀痛，浸酒饮。

《本草再新》：舒肝胆之郁气，健脾降火。治腹中冷痛，胃脘积寒，兼能破血。

《本草正义》：玫瑰花，香气最浓，清而不浊，和而不猛，柔肝醒胃，流气活血，宣通窒滞而绝无辛温刚燥之弊，断推气分药之中、最有捷效而最为驯良者，芳香诸品，殆无其匹。

【现代药理研究】

玫瑰花主要含有黄酮、香茅醇、香叶醇、苯乙醇、萜类等化学成分。

现代药理研究表明玫瑰花有抗抑郁作用。玫瑰花香茅醇能显著抑制人乳腺癌细胞的增殖，玫瑰花丁香油酚可通过多种途径增加乳腺癌细胞对化疗的敏感性。玫瑰花香中的芳香族物质能够刺激人的呼吸中枢，促进氧气吸入与二氧化碳排出，使大脑得到充足的供氧，有助于心理高级认知功能的提高。玫瑰露对细菌有明显抑制作用。玫瑰花黄酮可降低大鼠的血清总胆固醇水平，提升高密度脂蛋白水平，从而具有降低血脂的功能。另外，玫瑰花还具有抗氧化、抗血栓等作用。

【柴师论药】

玫瑰花为花类当中柴师比较常用的一种，入肝经，为血分药，具有疏肝解郁、活血调经的功效。

玫瑰花活血疏肝之力相对较强，可用于月经量少、月经后期的患者。但其性偏温，过用、久用则有动血伤阴之弊，故对月经先期、月经量多者慎用。世人欲用玫瑰花代茶饮，以求养颜之效者，亦当知药皆有偏性，保健用药也应因人而异。

柴师用药因年龄而异，在此充分体现：对青少年患者，柴师很少用玫瑰花疏肝活血，成年后则可用本品。因柴师认为青少年血海本不稳定，易受外界因素扰动，而玫瑰花其性偏温且有漂浮之秉性，易扰血海，故小儿及青春期患者慎用。但玫瑰花走中上焦，对以乳房胀痛为主要症状的乳腺疾病，尤其是伴有月经量少者，宜用玫瑰花。

【柴师常用量】5～6g。

梅　花

【处方用名】梅花、绿萼梅、白梅花、绿梅花。
【基原】为蔷薇科植物梅的干燥花蕾。

【性味归经】微酸，平。归肝、胃、肺经。

【功能主治】疏肝和中，化痰散结。用于肝胃气痛，郁闷心烦，梅核气，瘰疬疮毒。

【用法用量】3～5g。

【经典论述】

《本草原始》：清头目，利肺气，去痰壅滞上热。

《药性纂要》：助胃中生发之气，清肝经郁结之热。

《本草纲目拾遗》：安神定魂，解先天痘毒，凡中一切毒。

《百草镜》：梅花，有红、白、绿萼，千叶、单叶之分，惟单叶绿萼入药尤良，含苞者力胜……开胃散邪，煮粥食，助清阳之气上升，蒸露点茶，生津止渴，解暑涤烦。

《重庆中药》：生津止渴，解热涤烦。

《饮片新参》：红梅花清肝解郁，治头目痛；绿萼梅平肝和胃，止脘痛、头晕，进饮食。

《天目山药用植物志》：平肝理气，涤痰热。治瘿瘤结核。常用于妇人精神抑郁，胸膈闷塞不舒。

【现代药理研究】

梅花主要含有挥发油类、黄酮类、酯苷类、酚苷类等化学成分。梅花的甲醇提取物可有效防止黑色素沉积，有预防和治疗雀斑的作用。绿萼梅总黄酮具有抗抑郁作用，并且绿萼梅总黄酮可改善慢性不可预见性温和应激诱导的大鼠抑郁行为，其机制可能与抑制炎症反应、调节下丘脑－垂体－肾上腺轴功能有关。梅花还具有抑制血小板聚集的作用。

【柴师论药】

梅花，处方时常写成"白梅花"或"绿萼梅"，主要是本植物的花为白色，花萼为绿色的缘故。本品香味极浓，有"花中君子"的美称。柴师临证习惯称"绿萼梅"。

绿萼梅味苦、微酸、微甘，偏凉，入肝、胃、肺经，气味芳香，尤善疏肝解郁。在疏肝理气类药物中，柴师常选用本品，因其与女性阴常不足、情志易焦虑抑郁的生理特点相吻合。疏肝理气类药多为辛温、发散之品，易耗伤阴血，甚至有动血之弊，不宜久用。而绿萼梅无毒、性偏凉、无辛温之性，对妇科各年龄段患者均可应用，尤其适用于以肝肾阴虚、血海不足为特点的围绝经期、卵巢功能衰退或绝经后的患者。

【柴师常用量】6g。

墨旱莲

【处方用名】旱莲草、墨旱莲。

【基原】为菊科植物鳢肠的干燥地上部分。

【性味归经】甘、酸，寒。归肾、肝经。

【功能主治】滋益肝肾，凉血止血。用于肝肾阴虚，牙齿松动，须发早白，眩晕耳鸣，腰膝酸软，阴虚血热吐血，衄血，尿血，血痢，崩漏下血，外伤出血。

【用法用量】6～12g。

【经典论述】

《日华子本草》：鳢肠，排脓，止血，通小肠，长须发，敷一切疮并蚕。

《本草蒙筌》：味甘、酸，气平。无毒。染白发回乌，止赤痢变粪。须眉稀少，可望速生而繁；火疮发红，能使流血立已。

《本草纲目》：乌髭发，益肾阴。

《本草新编》：旱莲草，味甘、酸，气平，无毒。入肾。能乌须鬓，止赤痢，治火疮。虽能乌须鬓，然不与补肾之药同施，未见取效之捷。煎膏染须鬓，亦必同倍子、明矾为佳。世人动欲变白，而不知其道，毋怪其不效也。夫须发之早白也，虽由于肾水之干燥，亦由于任督之空虚。任督之脉上通于唇口之间，下入于腰脐之内。肾虚而任督未虚者，重变为乌，必补任督，而更补肾也。然而补任督之药无多，仍宜补肾以生任督。盖任督原通于肾，故补肾而任督之气自生。旱莲草止能入肾，而不能入任督，又何能上通唇口哉？所以必宜与补肾之药同施，方有济耳。

或疑旱莲草入肾，故能变白。今既不能入任督，何能变白哉？然而变白之药，仍不外旱莲草也。是入肾者，其说正，而入任督者，其说非矣。吾子谓其入肾，而不入任督，何也？夫旱莲草之不通任督也，非私说也，予实闻之岐天师之训迪也。谓旱莲草性寒，而任督则喜温而不喜寒，故能降肾中之火，以解其焦枯，而不能暖任督之髓，以滋其润泽也。

《得配本草》：甘、酸，凉。入足少阴经血分。凉血滋阴。疗脏毒，退肾热。灸疮发洪血不止者，敷之立已。血凉，诸病皆除。

得车前，治溺血；得川连，治热痢。佐绿豆，治热胀；入热酒，治痔漏。用汁冲。

利水，童便煮；恐妨胃，姜汁蒸。研末服，治脏毒。

胃弱便溏，肾气虚寒者，禁用。

《本草求真》：〔批〕入肝肾凉血。

旱莲草专入肝、肾。即书所云鳢肠草、金陵草者是也。味甘而酸，性平色黑。功专入肝入肾，为止血凉血要剂。是以血痢煎膏用之，其血即止；须白汁涂，变白为黑；火疮发红，其红即退；齿牙动摇，擦之即固。合冬青子名二至丸，以补肝肾。但性阴寒，虽善凉血，不益脾胃。《经疏》若不同以姜汁、椒红相兼修服者，必腹痛作泻。

【现代药理研究】

墨旱莲含有多糖、黄酮、皂苷等化学成分。墨旱莲中的香豆草醚类化合物可以凝聚红细胞，从而发挥凝血作用。干品墨旱莲叶的乙酸乙酯提取物有显著的保肝作用。墨旱莲水提取物能抑制小鼠肿瘤生长。另外，墨旱莲还具有抗衰老、抗氧化、提高免疫功能、抗蛇毒的作用。

【柴师论药】

旱莲草味甘酸，性寒，主要功效为清热安冲，滋肾阴，补而不燥，且可止血。其作用特点是重在补肾阴且清下焦火。肾阴不足，可用旱莲草或熟地黄，但若下焦有热，则旱莲草优于熟地黄，滋肾阴、清热且不滋腻。旱莲草还有止血之功，故柴师常用于下焦有热、血海不宁所致的胎动不安、崩漏、月经过多、月经先期等病症。

旱莲草最经典的配伍当属二至丸，即旱莲草和女贞子配伍，二药均入肝、肾经，相须伍用，补肝益肾，明目乌发，凉血止血力增强。此方出自《证治准绳》，《医方集解》云："女贞子甘平，少阴之精，隆冬不凋，其色青黑，益肝补肾；旱莲草甘寒，汁黑入肾补精，故能益下而荣上，强阴而黑发也……二至丸补肾，补腰膝、壮筋骨、强阴肾、乌髭发，价廉而功大。"

此外，柴师用旱莲草与黄柏配伍，用于治疗小儿性早熟，二者相须为用善清下焦相火。柴师还用旱莲草配合菊花、川芎、葛根等临床治疗阴虚血热引起的围绝经期高血压，或有妊娠高血压病史的患者，以治病求本，或未病防病。

需要注意的是，旱莲草性寒味酸，有收敛之性，用于下焦有热、淋沥出血时，辨证无瘀血阻滞为佳。同理，对月经后期、月经过少、痛经的患者，虽下焦有热，但慎用旱莲草。另外，下焦若有湿热者，也不宜用旱莲草。旱莲草性寒滑肠，脾胃虚寒、大便溏稀者不用本品。

【柴师常用量】 10～12g。

牡　蛎

【处方用名】牡蛎。

【基原】为牡蛎科动物近江牡蛎的贝壳。

【性味归经】咸，微寒。归肝、胆、肾经。

【功能主治】重镇安神，潜阳补阴，软坚散结。用于惊悸失眠，眩晕耳鸣，瘰疬痰核，癥瘕痞块。煅牡蛎收敛固涩，制酸止痛，用于自汗盗汗，遗精滑精，崩漏带下，胃痛吞酸。

【用法用量】9 ～ 30g，先煎。

【经典论述】

《神农本草经》：主伤寒寒热，温疟洒洒，惊恚怒气，除拘缓鼠瘘，女子带下赤白。久服，强骨节，杀邪气，延年。

《汤液本草》：咸为软坚之剂，以柴胡引之，故能去胁下之硬；以茶引之，能消结核；以大黄引之，能除股间肿；地黄为之使，能益精收涩，止小便，本肾经之药也。

《本草纲目》：化痰软坚，清热除湿，止心脾气痛，痢下，赤白浊，消疝瘕积块，瘿疾结核。

《本草新编》：软积癖，消结核，去胁下硬，泻热掀肿，益精，遗尿可禁，敛阴汗如神，摩宿血，消老痰，绝鬼交，收气滞。但只可为佐使。佐之补则补，佐之攻则攻，随药转移，不能自主也。

《本草分经》：体用皆阴，入肝肾血分，软坚化痰，收脱敛汗，清热补水，固肠利湿止渴。

《本草备要》：涩肠，补水，软坚。

《长沙药解》：牡蛎咸寒降涩，秘精敛神，清金泻热，安神魂而保精

液。凡心悸神惊、遗精盗汗之证皆医，崩中带下、便滑尿数之病俱疗。善
消胸胁痞热，缘少阳之经，逆而不降，则胸胁硬满，而生瘀热，牡蛎降摄
君相之火，甲木下行，经气松畅，硬满自消。一切痰血癥瘕、瘿瘤瘰疬之
类，得之则化，软坚消痞，功力独绝，粉身止汗最良。

《得配本草》：主泄精带下，逐虚痰宿血，除梦交，治温疟，止遗溺，
散喉痹。收往来潮热，消胸膈胀满。凡肝虚阳升于顶者，得此降之，而阳
自归也。

【现代药理研究】

牡蛎含有丰富的糖原、牛磺酸、氨基酸、B 族维生素、多糖、低分子
活性肽、矿物质和微量元素。

现代药理研究显示，牡蛎多肽能明显抑制内皮细胞增殖、迁移，促进
内皮细胞凋亡，从而产生明显的抗血管生成作用；牡蛎提取物可通过增强
机体免疫效应、增强抑癌基因表达活性而产生广谱的体外抗肿瘤活性；牡
蛎提取物能使神经管缺陷畸形的鼠胚中吸收胎、死胎、畸胎明显减少，具
有拮抗致畸的作用。此外，牡蛎尚有降血压、降血糖、降血脂、抗氧化、
抗疲劳、保肝、免疫增强等功效。

【柴师论药】

牡蛎，国家统编教材《中药学》将其归属平肝息风药类。临床应用时
根据牡蛎是否煅烧有生牡蛎和煅牡蛎之分，柴师临床所用为生牡蛎。

生牡蛎，为咸寒之品，咸能软坚散结，柴师常参考的上海中医学院
（现上海中医药大学）编写的《中药学讲义》中记载：生牡蛎和茶叶同用
可以消瘿瘤；生牡蛎和川贝、金银花同用，可用于甲状腺肿的治疗；生牡
蛎和桔梗配伍，可以治疗眼部疾病等。柴师自诉早年临证时用生牡蛎配川
贝治疗甲状腺的单纯性肥大，或地方性甲状腺肥大均取得满意疗效，但对
甲亢的治疗效果不确切。查阅文献，《汤液本草》中也有类似记载："以柴
胡引之，故能去胁下之硬；以茶引之，能消结核；以大黄引之，能除股间

肿；地黄为之使，能益精收涩，止小便。"

柴师用于妇科临床主要取牡蛎清热止血固冲之功效，用于治疗热性出血，尤其是青春期的不规则出血，生牡蛎和生地黄作为药对来使用，对两味药的用量也做了一定要求，一般生牡蛎和生地黄的比例为2∶1。柴师特地向学生们强调，这个药对不是她自己的临床经验，是得之于书本，但柴师用几十年的临床加以验证，疗效确切。当然，使用药对时要根据病情的变化对药对药物间的比例及和他药的配伍做适当的调整：如患者舌苔腻，或者夏季发病，可加用荷叶以祛暑热、化湿浊，同时荷叶还有止血的功效，与生牡蛎、生地黄同用以化浊止血而不留邪。另外，出血较多时，柴师常加仙鹤草以加强止血的效果（仙鹤草又名脱力草，有一定的补益功效；现代药理研究发现仙鹤草可以增加子宫平滑肌的收缩，从而止血）。

柴师特别强调，生牡蛎和生地黄作为药对治疗出血性疾病，除了辨证为血热证外，还要注意辨病。如果这类出血发生在多囊卵巢综合征的患者时，生地黄的量要适当减小，主要是因为多囊卵巢综合征的发病主要是脾肾不足、痰湿阻滞为多见，而生地黄性偏滋腻。此时可以配伍理气、化胃浊的陈皮以防生地黄滋腻碍胃，影响食欲。也可配伍桔梗，引药上行的同时亦可调理气机而化浊。

因生牡蛎的固冲作用，柴师还常将其用于月经先期，尤其是卵泡期短所致的月经先期的治疗中。柴师于月经周期的第4～5天开始用药，以生牡蛎配伍白芍，或生牡蛎和旱莲草、女贞子配伍，清血热、安定血海以固冲，为防固涩偏过，柴师常于处方中加少量川芎（一般2～3g），动静结合。

生牡蛎有平肝潜阳的功效，柴师将其用于对小儿性早熟的治疗，常与地骨皮、乌梅、寒水石等同用，以潜镇、收敛妄动之相火。

柴师临床治疗盆腔炎性包块、子宫腺肌症、子宫肌瘤时，也常用到生牡蛎，此时多与三七粉、炒蒲黄、连翘、夏枯草同用，以软坚散结、活血化瘀并举。

【柴师常用量】15～20g。

女贞子

【处方用名】女贞子、女贞实、冬青子。

【基原】为木犀科植物女贞的干燥果实。

【性味归经】甘、苦，凉。归肝、肾经。

【功能主治】滋补肝肾，明目乌发。用于肝肾阴虚，眩晕耳鸣，腰膝酸软，须发早白，目暗不明，内热消渴，骨蒸潮热。

【用法用量】6～12g。

【经典论述】

《神农本草经》：味苦，平。主补中，安五脏，养精神，除百疾。

《本草蒙筌》：女贞实即冬青树子，味苦、甘，气平。无毒。黑发黑须，强筋强力。安五脏补中气，除百病养精神。多服补血去风，久服健身不老。

《本草纲目》：强阴，健腰膝，变白发，明目。

《雷公炮制药性解》：女贞子，味甘苦，性平，无毒，入心、脾二经。主安五脏，养精神，补阴分，益中气，黑须发，强筋力，去风湿，除百病……按：女贞子苦走心，甘走脾，性用平和，经冬不凋，诚补阴之上剂也，今罕有能用之者，亦未既其功耳。

《本草经疏》：女贞实禀天地至阴之气，故其木凌冬不凋……气薄味厚，阴中之阴，降也。入足少阴经。夫足少阴为藏精之脏，人身之根本，虚则五脏虽无病而亦不安，百疾丛生矣。经曰：精不足者，补之以味。盖肾本寒，因虚则热而软，此药气味俱阴，正入肾除热补精之要品。肾得补则五脏自安，精神自足，百疾去而身肥健矣。其主补中者，以其味甘，甘为土化，故能补中也。此药有变白明目之功，累试辄验，而经文不载，为阙略也。

《本草新编》：女贞子，味苦、甘，气平，无毒。入肾经。黑须乌发，壮筋强力，安五脏，补中气，除百病，养精神。多服，补血祛风，健身不老。

【现代药理研究】

女贞子主要含有三萜类、黄酮类、环烯醚萜类、苯乙醇苷类、挥发油、多糖、氨基酸、磷脂、微量元素等化学成分。既有雌激素样物质，也有雄激素样物质存在，证明女贞子既有睾丸酮样也有雌二醇样的激素类似物，即同一药物具有双向调节作用。女贞子能清除自由基，加速过氧化脂质的清除，有抗衰老、抗疲劳的作用，还有增强人体免疫力、抗皮肤过敏、抗菌、抗病毒的作用。

【柴师论药】

女贞子，性味甘寒，善滋肾水。性寒，故可清血海之虚热；善滋肾水，故用之以填充血海。此特点与柴师主张女性生理阴常不足，治疗应当时时顾护阴血的学术思想是一致的，正因如此，该品为柴师临床使用的高频药。同门师兄曾对柴师 564 张处方的用药进行统计，其中女贞子使用 244 次，频次居补肾药之首。

女贞子最经典的配伍就是与旱莲草合用为"二至丸"。所谓"二至"，是因女贞子冬至日采，旱莲草夏至日采，合而用之，名"二至"。《医方集解》云："女贞子甘平，少阴之精，隆冬不凋，其色青黑，益肝补肾；旱莲草甘寒，汁黑入肾补精，故能益下而荣上，强阴而黑发也。"方中旱莲草，入肝肾二经，益肾养阴，凉血止血；女贞子，归肝肾经，补肝肾，强腰膝，壮筋骨，乌须发。两药合用，其性平和而偏寒，补阴而不滋腻，兼可清热凉血止血。正如《医方集解》释云："二至丸补肾，补腰膝、壮筋骨、强阴肾、乌髭发，价廉而功大。"柴师将二至丸既用于肝肾阴亏的闭经以滋补肝肾之阴、填充血海，鉴于旱莲草同时还有凉血止血之功效，故也用于由于阴血血热所致的崩漏、月经先期、月经量多等病症，此时常在二至丸的基础上再加生牡蛎，三者同用，固冲止血作用明显加强。但在阴血血热所致胎漏、胎动不安的治疗时，柴师认为当用旱莲草以清热止血、固冲安胎为主，少用女贞子，毕竟女贞子的补肾功效能起到鼓动肾气的作用，而安胎当以静、稳为要旨。

另外，柴师以女贞子与黄芩合用，用于治经前期紧张综合征或更年期综合征的患者，以补肾阴、清肝热。若治疗由于阴血不足导致阴不敛阳、阴虚阳亢，如妇科临床常见的妊娠高血压、更年期高血压患者，柴师则以女贞子与钩藤、泽泻配伍使用。

【柴师常用量】10 ～ 15g。

佩 兰

【处方用名】佩兰、香佩兰、鲜佩兰。

【基原】为菊科植物佩兰的干燥地上部分。

【性味归经】辛，平。归脾、胃、肺经。

【功能主治】芳香化湿，醒脾开胃，发表解暑。用于湿浊中阻，脘痞呕恶，口中甜腻，口臭，多涎，暑湿表证，湿温初起，发热倦怠，胸闷不舒。

【用法用量】3 ～ 10g。

【经典论述】

《神农本草经》：主利水道，杀蛊毒，辟不祥。久服益气，轻身，不老，通神明。

《名医别录》：除胸中痰癖。

《雷公炮炙论》：生血，调气与荣。

《开宝本草》：煮水以浴，疗风。

《本草纲目》：兰草、泽兰，气香而温，味辛而散，阴中之阳，足太阴、厥阴经药也。脾喜芳香，肝宜辛散，脾气舒，则三焦通利而正气和，肝郁散，则营卫流行而病邪解。兰草走气道，故能利水道，除痰癖，杀蛊辟恶，而为消渴良药。

《本草经疏》：肺主气，肺气郁结，则上窍闭而下窍不通，胃主纳水谷，胃气郁滞，则水谷不以时化而为痰癖，兰草辛平能散结滞，芬芳能除秽恶，则上来诸证自瘳，大都开胃除恶，清肺消痰，散郁结之圣药也。

《本草撮要》：功专消渴，散结滞，清肺消痰，为妇科要药。产后水肿血虚浮肿，防己等分为末，每服二钱，醋酒下神效。防己为使。

《本草便读》：功用相似泽兰，而辛香之气过之，故能解郁散结，杀蛊毒，除陈腐，濯垢腻，辟邪气。至于行水消痰之效，二物亦相仿耳，但泽兰治水之性为优，佩兰理气之功为胜，又为异也。

【现代药理研究】

佩兰的主要化学成分有百里酚类、倍半萜类、甾体类等。现代药理研究证实，佩兰能够兴奋胃平滑肌、祛痰、抗肿瘤，为其醒脾化湿的作用提供了依据。佩兰亦可通过促进分泌型免疫球蛋白 A 保护呼吸道黏膜而增强机体免疫力。此外，尚有抑菌、抗炎的作用。

【柴师论药】

佩兰味辛，为芳香化浊之品，但其性平，不似藿香、砂仁等，虽亦为芳香化浊之品，但性偏温燥，易伤津液，故柴师临证偏喜用佩兰，尤其是暑热季节的妊娠呕吐或妊娠感冒。柴师认为妇人妊娠后，生理状态为阴血相对不足，加之暑热季节，汗出偏多已伤津液，此时妊娠呕吐易再伤津液，妊娠感冒若发汗解表不当，血汗同源，也易导致阴血重伤。故柴师常用佩兰和竹茹配伍，以芳香化浊、清热止呕治疗妊娠呕吐；以佩兰芳香解表、芦根清热护津治疗妊娠感冒。

柴师特别提醒，在民间发现佩兰在哺乳动物身上有干预性别的特性，即食用佩兰易生雌性后代。目前虽无科学证据，但对早早孕期的患者，柴师会避免使用本品。

【柴师常用量】3g。

茜　草

【处方用名】茜草、茜草根、生茜草、茜草炭。

【基原】为茜草科植物茜草的干燥根和根茎。

【性味归经】苦，寒。归肝经。

【功能主治】凉血，祛瘀，止血，通经。用于吐血，衄血，崩漏，外伤出血，瘀阻经闭，关节痹痛，跌打肿痛。

【用法用量】6～10g。

【经典论述】

《神农本草经》：茜草味辛，寒。蚀恶肉，败疮，死肌，杀疥虫，排脓恶血，除大风热气，善忘不乐。茜根味苦寒，主治寒湿风痹，黄疸，补中。

《本草纲目》：茜根，赤色而气温，味微酸而带咸。色赤入营，气温行滞，味酸入肝而咸走血，手足厥阴血分之药也，专于行血活血。俗方治女子经水不通，以一两煎酒服之，一日即通，甚效。

通经脉，治骨节风痛，活血行血。

《药鉴》：虚热崩漏不止，劳伤吐衄时来。室女经滞不行，妇人产后血晕，治之皆愈。大都皆血家药也，故血滞者能行之，血死者能活之，痘家红紫干枯者，用之于活血药中甚妙，外症疮疖痈肿者，用之于排脓药中立效。

《本草经疏》：行血凉血之要药也。非苦不足以泄热，非甘不足以活血，非咸不足以入血软坚，非温少阳之气不足以通行，故主痹及疸……甘能益血而补中，病去血和，补中可知矣。苦寒能下泄热气，故止内崩及下血。除热，故益膀胱。跌仆则瘀血，血行则跋跌自安。凉无病之血，行已伤之血，故治蛊毒。《药性论》味甘主六极伤心肺，吐血泻血；《日华子》味酸止鼻洪，带下，产后血晕，乳结，月经不止，肠风痔瘘，排脓，治疮疖，泄精，尿血，扑损瘀血，皆取其凉血行血，苦寒泄热之功耳。

《本草新编》：止下血崩漏，始跌折损伤，散瘀血。女子经滞不行，妇人产后血晕，体黄成疸，皆能治之。但只行血而不补血，宜同补气之药以行血，不宜同补血之药以散气。

《本草便读》：质禀咸温，入肝破血，味兼辛苦，行滞通经。(茜草，辛苦咸温，色赤性燥，入心肝血分。长于破血行血，《本经》称其治黄疸，《别录》言其治蛊毒，无不皆因瘀血而成，故又一名血见愁，即此义也。)

【现代药理研究】

茜草的化学成分主要为蒽醌、萘醌及其糖苷衍生物、环己肽类、多糖类。现代药理研究显示，茜草提取物对实验动物的子宫有兴奋作用。尚具有止血、抗凝血的双重功效：茜草对凝血活酶生成、凝血酶生成及纤维蛋白形成三阶段均有不同程度的促进作用，同时可抑制血小板聚集，伴有轻度抗凝血效应，亦可升高白细胞、促进机体造血功能。此外，茜草还具有抗炎、抗氧化、抗肿瘤、保护神经的作用。

【柴师论药】

茜草在妇科的应用可以追溯到《黄帝内经》治疗闭经的四乌贼骨一藘茹丸方，藘茹即为茜草，此方可谓妇科历史第一方。在《本草纲目》亦记载茜草一味黄酒煎可通经。茜草炭也是柴师常用的活血化瘀止血药之一。

柴师在活血化瘀药中偏爱茜草，与其性味为苦寒有关。活血化瘀药大多味辛性温，辛温本身容易耗散阴血，一则与女性患者阴常不足的生理特点相违背；二则瘀血阻滞，瘀易化热，辛温的活血化瘀药助热更伤其阴，加重其病理结果。

柴师认为茜草的活血化瘀作用比较强，临床应用需仔细辨证，分清虚实，不能一见闭经就用茜草通经。柴师分析四乌贼骨一蘆茹丸的组成有两个特点：一是乌贼骨和茜草量的比例是 4：1，说明是以乌贼骨的固气益精作用为主，茜草活血化瘀为辅；二是方中除了乌贼骨，尚有雀卵、鲍鱼汁等血肉有情之品来补益精血，所以该方治疗的是血枯经闭，是养血基础上的通经。至于茜草一味黄酒煎，应该是治疗血海不亏虚的闭经，临床诊脉当见滑象时方可用之。柴师喻为"水库有水，才能开闸放水"。

茜草，为苦寒之品，功效为凉血活血化瘀，故用于血热瘀结者为宜。妇科常见疾病如盆腔炎性疾病、子宫内膜异位症等以疼痛为主诉，兼见舌暗红、脉数等瘀而化热之象时用之。应用时，柴师尤其注意患者的月经周期，如正值经前，柴师一般不用茜草，而用茜草炭，认为茜草炒炭后，寒凉之性减弱，活血化瘀之力和缓，又有活血止血的双向调节作用。对患者而言，避免了药物对正常月经经期和经量的影响。

对于孕妇，柴师禁用茜草。

【柴师常用量】10～12g。

青　蒿

【处方用名】青蒿。

【基原】为菊科植物黄花蒿的干燥地上部分。

【性味归经】苦、辛，寒。归肝、胆经。

【功能主治】清虚热，除骨蒸，解暑热，截疟，退黄。用于温邪伤阴，夜热早凉，阴虚发热，骨蒸劳热，暑邪发热，疟疾伤寒，湿热黄疸。

【用法用量】6～12g，后下。

【经典论述】

《神农本草经》：主疗瘰痂痒，恶疮，杀虱，留热在骨节间，明目。

《新修本草》：生按敷金疮，大止血，生肉，止疼痛。

《本草拾遗》：主妇人血气，腹内满，及冷热久痢。秋冬用子，春夏用苗，并捣绞汁用。亦曝干为末，小便冲服。如觉冷，用酒煮。

《日华子本草》：长毛发，发黑不老，兼去蒜发，心痛热黄，生捣汁服并敷之。泻痢，饭饮调末五钱匕。

《本草纲目》：治疟疾寒热。

《本草新编》：专解骨蒸劳热，尤能泻暑热之火，愈风瘙痒，止虚烦盗汗，开胃，安心痛，明目辟邪，养脾气，此药最佳。盖青蒿泻火热，又不耗伤气血，用之以佐气血之药，大建奇功……青蒿平火而又补水，此阴阳所以两宜之也。

《本经逢原》：其治骨蒸劳热，有杀虫之功，而不伤伐骨节中阳和之气者，以其得春升之令最早也；又能明目，善清在上之虚热。但性偏苦寒，脾虚虚寒泄泻者勿服。

《玉楸药解》：清肝退热，泄湿除蒸，治骨蒸热劳，平疥癞瘙痒，恶疮久痢，去男子蒜发，止金创血流，医一切湿热之证。淋汁合和石灰，消诸瘀肉。

《医林纂要》：清血中湿热，治黄疸及郁火不舒之证。

《得配本草》：其气芬香，与胃独宜。治妇人血气腹满，退阴火伏留。捣敷金疮。

【现代药理研究】

青蒿主要含有倍半萜类的青蒿素、青蒿酸、青蒿内酯、青蒿醇等，以及黄酮香豆素类成分和挥发油类及其衍生物等多种化学成分。青蒿中的青蒿素抗疟效率高、速度快、毒性低，且与大部分抗疟药无交叉抗性。青蒿还具有抑菌杀虫作用，可抗阴道毛滴虫、血吸虫等寄生虫。青蒿尚具有抗炎、调节免疫、选择性杀伤肿瘤细胞、抑制脂肪变性等功效。

【柴师论药】

青蒿首载于《神农本草经》，也是知名度最高的一味中药：2015 年 10 月，屠呦呦因青蒿素的发现获得诺贝尔医学奖，成为首位获科学类诺贝尔奖的国人，用于治疗疟疾的青蒿素挽救了全球特别是发展中国家数百万人生命。

青蒿，在国家统编教材中归属清虚热药，青蒿清热的特点是清血分之伏热，使邪气外达而解，如青蒿鳖甲汤中的青蒿。在妇科临床中，柴师对于月经量多或月经先期等病症，辨证为素体阴虚火旺，或血分有伏热者，常用青蒿透热，使伏热外达，因青蒿本身并无凉血之功，故配合生地黄、牡丹皮等凉血清热之品，使热退而血海自安。对于月经量少、闭经（如卵巢早衰）或更年期阴血不足而虚热内生，临床见烦躁甚则潮热等病症者，则用青蒿配伍北沙参、熟地黄等滋阴养血之品，以水火相济，阴血足而热自除。

此外，青蒿气味芳香，善解暑热、化暑湿、祛湿浊。夏季感受暑湿，或夏季临床症见心烦口渴、苔腻等湿浊上犯之证，柴师常在辨证基础上加用青蒿。

柴师强调，青蒿毕竟为芳香透散之品，临床应用时当注意用量不宜过大，防其透散过度而伤阴。

另外，柴师认为本品苦寒，辛窜之力较强，不利于安胎，故妊娠患者忌用。

【柴师常用量】 3 ～ 6g。

瞿　麦

【处方用名】瞿麦、瞿麦穗。

【基原】为石竹科植物瞿麦的干燥地上部分。

【性味归经】苦，寒。归心、小肠经。

【功能主治】利尿通淋，活血通经。用于热淋，血淋，石淋，小便不通，淋沥涩痛，经闭瘀阻。

【用法用量】9～15g。

【经典论述】

《神农本草经》：主治关格诸癃结，小便不通，出刺，决痈肿，明目去翳，破胎堕子，下闭血。

《名医别录》：主养肾气。逐膀胱邪逆，止霍乱，长毛发。

《日华子本草》：催生。治月经不通，破血块，排脓。

《本草图经》：古今方通心经、利小肠为最要。

《景岳全书》：味苦，微寒，降也，性滑利。能通小便，降阴火，除五淋，利血脉。兼凉药亦消眼肿痛，兼血药则能通经破血下胎。凡下焦湿热疼痛诸病，皆可用之。

《本草择要纲目》：关格诸癃结，小便不通，逐膀胱邪逆，主五淋月经不通。

《长沙药解》：瞿麦渗利疏通，善行血梗而达木郁，木达而疏泄之令畅，故长于利水。其诸主治，清血淋，通经闭，决痈脓，落胎妊，破血块，消骨鲠，出竹刺，拔箭镞，皆其疏决开宕之力也。

《本草正义》：瞿麦，性滑利，能通小便，降阴火，除五淋，利血脉。兼凉药亦消眼目肿痛；兼血药则能通经破血下胎。凡下焦湿热疼痛诸病，皆可用之。

【现代药理研究】

瞿麦的主要成分为黄酮和皂苷类，并含有少量生物碱及挥发油。瞿麦具有兴奋子宫的作用。动物实验显示，瞿麦对大鼠离体子宫、兔在体子宫有兴奋作用，其所含的3，4-二羟基苯甲酸甲酯对受孕大鼠具有明显的抗早孕作用，在实验动物妊娠的着床期、妊娠的早期及中期均有较显著的致流产、致死胎的作用。此外，瞿麦对大肠杆菌、副伤寒沙门菌、金黄色葡萄球菌、枯草杆菌和变形杆菌均有抑制作用。瞿麦尚有利尿、杀虫、抑制心肌、扩张血管、兴奋肠管、抗肿瘤等功效。

【柴师论药】

瞿麦，国家统编教材《中药学》将此药归为利水渗湿药中的利尿通淋药，柴师认为瞿麦走下之力强，善除湿，还有活血通经的功效。在常用利水渗湿药中，瞿麦入血分为其特点。

瞿麦有入血分、除湿、活血、通络的特点，柴师常用于准备 IVF-ET（体外受精-胚胎移植）患者取卵后未移植前的治疗，可改善由于取卵导致卵巢表面损伤而出现的局部血肿。

瞿麦，柴师还常用于子宫内膜异位症的治疗中。若临床见患者疼痛明显，考虑局部炎症反应明显，常瞿麦与金银花同用，或瞿麦与川芎同用，或瞿麦、金银花、川芎三药同用，以达到走血分、除湿、清热、解毒的作用。对有生育要求的子宫内膜异位症患者，柴师强调选择药物治疗疾病时要考虑保护患者的卵巢功能，不能抑制卵巢功能，所以不选择苦丁茶，而代之以瞿麦和香附、金银花配伍使用。若子宫内膜异位症患者兼有月经周期缩短时，柴师常用瞿麦和生牡蛎合用，瞿麦活血通络、除湿解毒、走下，直达病灶；生牡蛎软坚散结的同时还具有固冲作用，可以防止瞿麦活血动血进一步影响周期。柴师提醒学生，此时固冲不可用覆盆子，因覆盆子益肾固冲，益肾的功效特点反而可能导致内膜异位病灶的活跃。

　　《神农本草经》中记载瞿麦"破胎堕子，下闭血"。瞿麦有很好的通经作用，临床常用于闭经、月经后期的治疗。对于这类疾病，柴师反对盲目应用瞿麦来通经，建议在患者阴血逐渐恢复、脉呈滑动之象时，才可用瞿麦走下、入血海以促下焦气化，从而达到促动卵泡排出或月经来潮的目的，此时可与车前子、川芎、杜仲等配伍。

　　现代药理研究显示瞿麦具有抗早孕、致流产、致死胎的作用，所以本品为妊娠禁忌药。另外，柴师对于不全流产者，症见阴道出血不多，妊娠相关检查仍为阳性，B超提示宫内有残留，且近期不宜再度刮宫者，常以瞿麦和紫草、川芎、益母草同用，以杀胚、助妊娠残余物排出。柴师告诫学生，治疗此类患者，应在有密切观察的条件下或患者有随访条件的前提下进行，以免患者出血过多，贻误病情。

　　【柴师常用量】5～6g。

肉苁蓉

　　【处方用名】肉苁蓉、生肉苁蓉、苁蓉、制肉苁蓉、制大芸。

　　【基原】为列当科植物肉苁蓉的肉质茎。

　　【性味归经】甘、咸，温。归肾、大肠经。

　　【功能主治】补肾阳，益精血，润肠通便。用于肾阳不足，精血亏虚，阳痿不孕，腰膝酸软，筋骨无力，肠燥便秘。

　　【用法用量】6～10g。

　　【经典论述】

　　《神农本草经》：主五劳七伤，补中，除茎中寒热痛，养五脏，强阴，益精气，妇人癥瘕。

　　《药性论》：益髓，悦颜色，延年，治女人血崩，壮阳，大补益，主赤白下。

《日华子本草》：治男绝阳不兴，女绝阴不产，润五脏，长肌肉，暖腰膝，男子泄精，尿血，遗沥，带下阴痛。

《本草汇言》：肉苁蓉，养命门，滋肾气，补精血之药也。男子丹元虚冷而阳道久沉，妇人冲任失调而阴气不治，此乃平补之剂，温而不热，补而不峻，暖而不燥，滑而不泄，故有从容之名。

《本草经疏》：肉苁蓉，滋肾补精血之要药，气本微温，相传以为热者误也。甘能除热补中，酸能入肝，咸能滋肾，肾肝为阴，阴气滋长，则五脏之劳热自退，阴茎中寒热痛自愈。肾肝足，则精血日盛，精血盛则多子。妇人癥瘕，病在血分，血盛则行，行则癥瘕自消矣。膀胱虚，则邪客之，得补则邪气自散，腰痛自止。久服则肥健而轻身，益肾肝补精血之效也，若曰治痢，岂滑以导滞之意乎，此亦必不能之说也。

《本草求真》：肉苁蓉，诸书既言峻补精血，又言力能兴阳助火，是明因其气温，力专滋阴，得此阳随阴附，而阳自见兴耳。惟其力能滋补，故凡癥瘕积块，得此而坚即消。惟其滋补而阳得助，故凡遗精茎痛，寒热时作，亦得因是而除。若谓火衰至极，用此甘润之品，同于桂、附，力能补阳，其失远矣。况此既言补阴，而补阴又以苁蓉为名，是明因其功力不骤，气专润燥，是亦宜于便闭，而不宜于胃虚之人也。谓之滋阴则可，谓之补火正未必然。

《本草正义》：苁蓉厚重下降，直入肾家，温而能润，无燥烈之害，能温养精血而通阳气，故曰益精气。

【现代药理研究】

肉苁蓉含有性激素类似物睾酮和雌二醇、D-甘露醇、β-谷甾醇、肉苁蓉苷、麦角甾苷、多种氨基酸、肉苁蓉多糖、多种微量元素。肉苁蓉可促进卵巢分泌孕激素，增强雌激素和孕激素受体的表达，抑制卵巢及间质的IL-2受体表达。肉苁蓉有激活肾上腺释放皮质激素的作用，可增强下丘脑－垂体－卵巢的促黄体功能，提高垂体对 LRH 的反应性及卵巢对 LH 的反应性，而不影响生殖周期的内分泌平衡。此外，肉苁蓉还具有抗氧化、延缓衰老及促进代谢、增强体力的作用。

【柴师论药】

肉苁蓉，味甘、咸，性温，咸能下入肾，温能壮元阳，为男科常用药。《本草汇言》谓其"养命门，滋肾气，补精血之药也"，且有"温而不热，补而不峻，暖而不燥，滑而不泄"的特性，故得苁蓉之名。柴师常用于有多次不良妊娠史的患者的治疗中。

多次不良妊娠史，如临床常见的多次胚胎停育、习惯性流产，属中医滑胎的范畴。肾主生殖，肾虚则胎元不固而胚胎停育，或习惯性流产后的流产手术，尤其是多次手术史，更是劳伤精血，这类患者临床常见神疲乏力、面色无华、月经量少或延期、性欲淡漠，或见大便难、舌淡嫩、脉沉细无力等症状，柴师认为多孕多产多次手术，亦为劳损，可从虚劳论治，而正如古人所言"虚劳之极，穷必及肾"，强调此时治疗当益肾填精，尤其兼顾到肾中精血，肉苁蓉为宜。但肉苁蓉毕竟性温，有伤阴血之弊，故柴师常配伍枸杞子、菟丝子、阿胶珠，以益肾养血调经。

此外，肉苁蓉还有润肠通便的功效，适用于阴血不足的肠燥便秘。若患者素体脾胃不足，大便稀溏者，则不宜用肉苁蓉。

【柴师常用量】 10 ～ 12g。

肉　桂

【处方用名】 肉桂、桂皮、紫油桂、板桂、玉桂。

【基原】 为樟科植物肉桂的干燥树皮。

【性味归经】 辛、甘，大热。归肾、脾、心、肝经。

【功能主治】补火助阳，引火归原，散寒止痛，温通经脉。用于阳痿宫冷，腰膝冷痛，肾虚作喘，虚阳上浮，眩晕目赤，心腹冷痛，虚寒吐泻，寒疝腹痛，痛经闭经。

【用法用量】1～5g。

【经典论述】

《神农本草经》：牡桂：主上气咳逆，结气喉痹，吐吸，利关节，补中益气。久服通神，轻身不老。菌桂：主百病，养精神，和颜色，为诸药先聘通使。久服轻身不老，面生光华，媚好常如童子。

《本草备要》：入肝、肾血分（平肝、补肾），补命门相火之不足（两肾中间，先天祖气，乃真火也。人非此火，不能有生，无此真阳之火，则无以蒸糟粕而化精微，脾胃衰败，气尽而亡矣），益阳消阴。治痼冷沉寒，能发汗疏通血脉，宣导百药（辛则善散，热则通行）。去营卫风寒，表虚自汗（阳虚），腹中冷痛，咳逆结气（咳逆亦由气不归元，桂能引火，归宿丹田）。木得桂而枯（削桂钉木根，其木即死），又能抑肝风而扶脾土（肝木盛则克土，辛散肝风，甘益脾土），从治目赤肿痛（以热攻热，名曰从治），及脾虚恶食（命火不足），湿盛泄泻（土为木克，不能防水。古行水方中，亦多用桂，如五苓散、滋肾丸之类），补劳明目，通经堕胎（辛热能动血故也）。

《本经逢原》：气味俱浓，益火消阴，大补阳气，下焦火不足者宜之。其性下行导火之源，所谓肾苦燥，急食辛以润之。利肝肾，止腰腹寒痛，冷痰霍乱转筋。坚筋骨，通血脉。元素言，补下焦不足，沉寒痼冷之病，下部腹痛，非此不能止。

《本草求真》：因寒因滞而得者，用此治无不效。盖因气味甘辛，其色紫赤，有鼓舞血气之能。性体纯阳，有招导引诱之力。昔人云此体气轻扬，既能峻补命门，复能窜上达表以通营卫。

【现代药理研究】

肉桂主要成分为挥发油（桂皮油）中的桂皮醛、桂皮酸，并含少量醋酸桂皮酯。肉桂可增加血浆雄激素浓度，间接改善性功能。动物实验表明肉桂可通过提高体内抗自由基能力，减少脂质过氧化，从而保护细胞膜的完整性和功能的正常发挥，起到延缓衰老的作用。肉桂还具有保护肾上腺皮质功能、改善物质代谢、调节免疫、抗氧化，以及良好的扩管、抗凝、降血压、降血糖功效，作用于心血管、消化、中枢神经等多个系统，对机体进行全面调节。

【柴师论药】

柴师认为肉桂为大热、纯阳之品，其性守而不走，为入命门、能补命门之火的药，有引火归原、纳气归肾、温通经脉之功效。肉桂功效与桂枝不同，桂枝其性"走而不守"，故善于通络、除湿、消肿。

柴师临床体会肉桂"能行滋阴养血药之凝滞而补肾"，故常在滋阴养血的基础上，稍加肉桂，以达鼓舞气血生长之效。因肉桂性热，用量不能过多，柴师一般用量小于3g，常以地骨皮、川楝子等性寒或凉的药物佐制其热性。正如《玉楸药解》中言："肉桂，温暖条畅，大补血中温气。香甘入土，辛甘入木，辛香之气，善行滞结，是以最解肝脾之郁……女子月期、产后，种种诸病，总不出此。悉用肉桂，余药不能。肉桂本系树皮，亦主走表，但重厚内行，所走者表中之里，究其力量所至，直达脏腑，与桂枝专走经络者不同。"

柴师常用肉桂与熟地黄配伍：熟地黄味甘，微温，补血养阴，填精益髓，在熟地黄滋阴养血的基础上，佐少量肉桂，以鼓动血海，活跃肾气，二药合用，取阴中有阳、阳中有阴、补而不滞之意。肉桂和熟地黄的量应注意，柴师一般用熟地黄10g配肉桂3g，且多用于闭经的患者。

柴师常言用药如用兵，必须掌握每味药的偏性特点，扬长避短。如肉桂，皆知其为纯阳之品，具有守而不走、温通经脉之功效，临床可借此特性"引导诸药渗入不易透入的组织",一方面用于下焦湿浊凝聚所致的癥瘕积聚,包括西医学所谓的盆腔炎性包块、积液及痰湿积聚所致的多囊卵巢综合征等;另一方面用于辨证属虚寒性的月经病,特别是虚寒性卵巢早衰、B超提示卵巢萎缩者。

柴师临床选择用肉桂时,会参考患者的年龄段,认为中年、更年期前后的下焦积水、湿浊或多囊卵巢综合征的痰湿积聚,可选用肉桂,但青少年慎用肉桂,虑其温肾助阳、启动相火之弊。

【柴师常用量】2～3g。

三　棱

【处方用名】三棱、光三棱。

【基原】为黑三棱科植物黑三棱的干燥块茎。

【性味归经】辛、苦,平。归肝、脾经。

【功能主治】破血行气,消积止痛。用于癥瘕痞块,痛经,瘀滞经闭,胸痹心痛,食积胀痛。

【用法用量】5～10g。

【经典论述】

《开宝本草》:主老癖癥瘕结块。

《本草纲目》:三棱能破气散结,故能治诸病,其功可近于香附而力峻,故难久服。

《本草经疏》:三棱,从血药则治血,从气药则治气。老癖癥瘕积聚结块,未有不由血瘀、气结、食停所致,苦能泄而辛能散,甘能和而入脾,血属阴而有形,此所以能治一切凝结停滞有形之坚积也。体虚、血枯经闭及孕妇禁服。

《本草易读》：散一切血瘀，开诸般气结。有通经坠胎之能，擅止痛消肿之权。

《本经逢原》：三棱肝经气分药也。能破血中之气，散血结，通肝经积血，主寒癖结块，破产后恶血、血结腹痛，通月水，堕胎，以其力峻，故难久服。

《本草便读》：味苦平用以入肝，能磨积攻坚，善破血中之气，性克削，偏于伤正，虽消症化癖，还防病里之虚。（三棱肝经血分药也，专于破血，而能行血中之气，故每与莪术相辅而行。其根形如鲫有棱，出楚荆地，故名。性苦平，无毒，破血积癥瘕等证，功与莪术相似，而微有区别耳。）

【现代药理研究】

三棱主要化学成分有挥发油、苯丙素类、黄酮类和生物碱类，还含有少量蒽醌、甾体等。三棱在生殖系统的作用主要与抗肿瘤、抑制卵巢囊肿相关。动物实验表明，通过灌胃给予模型大鼠生三棱总黄酮，大鼠血清及卵巢内雌激素受体含量升高，提示三棱具有抑制卵巢囊肿的作用。三棱还有明显的抑制血小板聚集及抗血栓作用。三棱亦可抗动脉粥样硬化，可降低不同切变率下全血黏度。三棱尚有抗炎、镇痛、抑制血管生成、抗肝肠肺纤维化等功效。三棱对离体兔子宫也有兴奋作用。

【柴师论药】

三棱，入肝经，破血祛瘀之力强，其味以辛为主，辛者散也，柴师认为辛散之品均耗散阴血，而女性又"阴常不足"，故对于由于气血不足所致的月经后期、月经过少、闭经的患者，三棱不适用。此外，对于盆腔脓肿或可能恶性的盆腔包块，柴师亦避免三棱的使用，因其辛散破血，恐促进炎症或肿瘤的扩散。

柴师用三棱，常用于两个方面：一方面，在治疗月经周期尚规律的不孕患者时，由于三棱善活血祛瘀，柴师称其为"动性强"，临床患者见带下量多、呈透明状时，也即是所谓"氤氲"期时，柴师常以三棱与车前子同用，以活血通利，顺应女性的自然周期，以助卵泡的排出。另一方面，对于月经后期或闭经的患者，柴师反对临床见闭经、月经量少则活血动血，若气血不足的患者用之，则犯"竭泽而渔"之错，使气血更虚，当需辨其虚实和时机。柴师常常结合脉象和基础体温来选择三棱的应用：首先脉象当见滑象，其次基础体温相对稳定，这些征象提示气血已相对充足，可用三棱，借其入肝经破血之力激发卵巢功能。

柴老临床上应用三棱并不多，因三棱破血之力强，虚性月经后期、月经量少、闭经的患者并不适用。也正因为其化瘀之性强，有动性，故氤氲期常用车前子配三棱活血通利，促进排卵。

柴师认为三棱活血化瘀力较莪术、水蛭温和，虽有文献记载三棱"破血而不伤正"，但毕竟为破血化瘀之峻剂，不宜长期、大量使用，为时机用药或扳机用药。孕妇忌用。

【柴师常用量】10g。

三　七

【处方用名】三七、参三七、田七。

【基原】为五加科植物三七的干燥根和根茎。

【性味归经】甘、微苦，温。归肝、胃经。

【功能主治】散瘀止血，消肿定痛。用于咯血，吐血，衄血，便血，崩漏，外伤出血，胸腹刺痛，跌仆肿痛。

【用法用量】3～9g。研粉吞服，一次1～3g。外用适量。

【经典论述】

《本草纲目》：金不换，近时始出，南人军中用为金疮要药，云有奇功……凡杖仆伤损，瘀血淋沥者，随机嚼烂，罨之即止；清肿者，即消散。若受杖时，先服一二钱，则血不冲心；杖后尤宜服之。产后服，亦良。止血散血定痛，金刃伤，跌仆杖疮，血出不止者，嚼烂涂，或为末掺之，其血即止，亦主吐衄血，下血血痢，崩中经水不止，产后恶血不下，血运血痛，赤目痈肿，虎咬蛇伤。

《景岳全书》：乃阳明、厥阴血分之药，故善止血散血定痛。凡金刃刀箭所伤，及跌扑杖疮血出不止，嚼烂涂之，或为末掺之，其血即止。亦治吐血衄血、下血血痢、崩漏、经水不止、产后恶血不下，俱宜自嚼，或为末，米饮送下二三钱。若治虎咬蛇伤等证，俱可服可敷。叶之性用与根大同，凡折伤跌扑出血，敷之即止，青肿亦散。

《本草新编》：三七根，味甘、辛，气微寒，入五脏之经。最止诸血，外血可遏，内血可禁，崩漏可除。世人不知其功，余用之治吐血、衄血、咯血，与脐上出血、毛孔渗血，无不神效。然皆用之于补血药之中，而收功独捷。大约每用必须三钱，研为细末，将汤剂煎成，调三七根末于其中饮之。若减至二钱，与切片煎药，皆不能取效。三七根，止血神药也，无论上、中、下之血，凡有外越者，一味独用亦效，加入于补血补气之中则更神。盖止药得补，而无沸腾之患；补药得止，而有安静之休也。

《本草纲目拾遗》：人参补气第一，三七补血第一，味同而功亦等，故称人参三七，为中药中之最珍贵者。

《医学衷中参西录》：三七，味苦微甘，性平（诸家多言性温，然单服其末数钱，未有觉温者）。善化瘀血，又善止血妄行，为吐衄要药。病愈后不至瘀血留于经络证变虚劳（凡用药强止其血者，恒至血瘀经络成血痹虚劳）。兼治二便下血，女子血崩，痢疾下血鲜红（宜与鸦胆子并用）久不愈，肠中腐烂，浸成溃疡，所下之痢色紫腥臭，杂以脂膜，此乃肠烂欲穿（三七能化腐生新，是以治之）。为其善化瘀血，故又善治女子癥瘕，月事不通，化瘀血不伤新血，允为理血妙品。外用善治金疮，以其末敷伤口，立能血止疼愈。若跌打损伤，内连脏腑经络作疼痛者，外敷、内服奏效尤捷，疮疡初起肿疼者，敷之可消（当与大黄末等分，醋调敷）。三七之性，既善化血，又善止血，人多疑之，然有确实可征之处。如破伤流血者，用三七末擦之则其血立止，是能止血也；其破处已流出这血，着三七皆化为黄水，是能化血。

【现代药理研究】

三七中的三七氨酸、钙离子、槲皮苷等可通过影响血小板功能、收缩局部血管、增加血液中凝血酶含量等作用达到止血效果。三七还兼具活血和抗血栓作用，活血的有效成分主要是三七皂苷，可抑制血小板聚集、过氧化物生成及白细胞黏附，提高血小板环磷酸腺苷含量，促进纤维蛋白原溶解，减少血栓素 A 生成，降低血液黏度，改善机体微循环。研究显示三七能够扩冠脉、抗心肌缺血、抗心律失常、增加脑血管流量、改善脑组织代谢。此外，三七具有明显的造血补血功能，其可促进血红蛋白、骨髓粒细胞和红细胞等各类血细胞的分裂生长和增殖。三七总皂苷能明显增加小鼠体重，且具有雄性激素样作用，可明显增加大鼠精囊腺重量，促进生长。三七尚有抗炎镇痛、抗疲劳、抗肿瘤、降血脂、防止动脉粥样硬化、抗器官纤维化、抗氧化与抗衰老、免疫调节等作用。

【柴师论药】

柴师强调三七的四个主要功用即化瘀、止血、止痛、消肿。对于三七的止血功效，柴师认为凡出血皆可用之，止血而不留瘀。尤其是瘀血阻滞所致的出血，不宜过于活血破血时，用三七化瘀止血最佳。而对于虚性出血三七无止血作用，因三七本身无补益作用。

柴师临床中取三七化瘀止痛之功效常用于痛经患者。颇具柴师特色的用法是：嘱咐患者经期停汤剂，单服三七粉，每服 1.5g，一日两次，连服 5 天。柴师之所以这么用，是根据月经的生理和三七的药理在临床中总结出来的。月经期的第 1～5 天，是本周期子宫内膜剥脱、脱落及下一个周期内膜开始增生、修复的时间段。至于经期腹痛，多由于不通则痛，而三七的特点是化瘀散结、止血止痛的双向调节作用。一方面活血化瘀散结，可助内膜完整脱落、局部瘀滞的经血排出，另一方面三七的止血止痛作用不至于增加出血量。柴师经常提醒学生经期尽量不用药，以免用药不当干扰了正常的月经生理，如具有酸、敛之性的乌梅、旱莲草、白芍等，经期使用不当可能导致经血排出不畅、内膜脱落不全，反而加重痛经或影响经量。

三七还具有散结、消肿的功效，柴师认为此为化瘀功效的具体体现。据此临床用于输卵管积水、卵巢子宫内膜异位囊肿的治疗。对于卵巢子宫内膜异位囊肿患者，其囊内为积血，也可用三七化瘀散结，但需经期慎用，这点与不伴囊肿的痛经患者不同，柴师考虑月经期盆腔组织为充血状态，三七的活血化瘀功效有可能加重其症状。

三七入肝、胃经，其功能主治包括人体上、中、下各部位的出血，如咯血、吐血、衄血、便血、崩漏等，以及外伤出血，但柴师认为三七其性是偏走下的，病位在上者当慎用，而病位在下、在外则用之宜。

妊娠出血，因三七有活血化瘀消癥的作用，柴师主张妊娠期患者禁用。

近年有将三七当保健品常服出现肝损害的病例报道。南方部分地区有夏天食用三七炖鸭子的习惯（如云南文山有一道名菜即为三七炖鸭子），但柴师认为三七本身并无补益作用，且导致肝损害的多为误服了土三七，三七毕竟是药品，不建议作为保健品长期服用。

至于服法，柴老建议不要用药汁冲服，用白开水冲服最佳。

【柴师常用量】1.5 ～ 3g。

山　药

【处方用名】山药、薯蓣、怀山药。

【基原】为薯蓣科植物薯蓣的干燥根茎。

【性味归经】甘，平。归脾、肺、肾经。

【功能主治】补脾养胃，生津益肺，补肾涩精。用于脾虚食少，久泻不止，肺虚咳喘，肾虚遗精，带下尿频，虚热消渴。麸炒山药补脾健胃，用于脾虚食少，泄泻便溏，白带过多。

【用法用量】15 ～ 30g。

【经典论述】

《神农本草经》：主伤中，补虚赢，除寒热邪气，补中，益气力，长肌肉，强阴。久服耳目聪明，不饥延年。

《药性论》：补五劳七伤，去冷风，止腰痛，镇心神，补心气不足，患人体虚赢，加而用之。

《日华子本草》：助五脏，强筋骨，长志安神，主泄精健忘。

《本草纲目》：益肾气，健脾胃，止泄痢，化痰涎，润皮毛。

《本草新编》：治诸虚百损，益气力，开心窍，益知慧，尤善止梦遗，健脾开胃，止泻生精。

《本草害利》：〔害〕忌同面食。〔利〕甘平，入脾、肺、肠、胃四经，益气强阴，治虚损劳伤心脾，长肌安神，清其虚热，除泻利，止遗精。

【现代药理研究】

山药的主要化学成分有多糖、尿囊素、皂苷、色素等。动物实验显示，山药能够提高雄性小鼠的交配能力、延长实验动物寿命，说明山药具有提高性活力、抗衰老的作用。山药对小鼠体内、体外的肝、肾、心肌、脑组织均有抗氧化效果，亦可降血糖、调节免疫、抗肿瘤等。

【柴师论药】

山药味甘气平，既可食用又可入药，安全性好。山药的提取物 DHEA（脱氢表雄酮）临床证实有改善卵巢功能作用，柴师称山药为"天然的 DHEA"。

山药具有平补肺、脾、肾三脏的功能，同时又有收涩之性，可补肾涩精，为柴师安胎的常用药。柴师认为山药与白术相比，有白术健脾之功效，但山药没有白术的温燥之性，对妊娠后阴血相对不足的患者而言更为适宜。此外，对于脾肾不足所致的月经先期、崩漏、带下量多者，也常用山药配伍菟丝子、覆盆子、桑寄生、炒白芍等以健脾补肾固冲。

柴师论及山药时，曾讲述 20 世纪 50 年代末，年轻的柴师行医时遇到的故事：那是柴师治疗的一个崩漏的患者，患者复诊时告诉柴师："您的药非常有效，就是药太难喝了，就像喝粥一样！"柴师看了处方，意识到是牡蛎和山药同煎的缘故。柴师从那以后就经常提醒学生需注意：山药应尽量不与生牡蛎、薏苡仁等相配，原因并非配伍不当，而是熬出药汁浓稠，不便服用。柴师常以生牡蛎加莲须收涩固冲，或用山药配伍荷叶，以荷叶祛山药的黏性，治疗疾病的同时也改善药汁的口感。

【柴师常用量】10 ～ 15g。

蛇床子

【处方用名】蛇床子、蛇床仁。

【基原】为伞形科植物蛇床的干燥成熟果实。

【性味归经】辛、苦，温，有小毒。归脾、肾经。

【功能主治】燥湿祛风，杀虫止痒，温肾壮阳。用于阴痒带下，湿疹瘙痒，湿痹腰痛，肾虚阳痿，宫冷不孕。

【用法用量】3 ～ 10g。外用适量，多煎汤熏洗或研末调敷。

【经典论述】

《神农本草经》：味苦，平。主治妇人阴中肿痛，男子阴痿湿痒，除痹气，利关节，治颠痫，恶疮。

《名医别录》：味辛、甘，无毒。主温中下气，令妇人子脏热，男子阴强，久服好颜色，令人有子。

《药性论》：有小毒。治男子女人虚湿痹，毒风顽痛，去男子腰痛，浴男女阴，去风冷。大益阳事。主大风身痒，煎汤浴之差。疗齿痛及小儿惊痫。

《日华子本草》：治暴冷，暖丈夫阳气，助女人阴气，扑损瘀血，腰胯疼，阴汗，湿癣，四肢顽痹，赤白带下，缩小便。

《本草纲目》：蛇床乃右肾命门、少阳三焦气分之药，神农列为上品，不独补助男子，而又有益妇人。世人舍此而求补药于远域，岂非贱目贵耳乎？

《本草经疏》：蛇床子味苦平，《别录》辛甘无毒，今详其气味，当必兼温燥，阳也。故主妇人阴中肿痛，男子阴痿湿痒，除痹气，利关节，恶疮。《别录》温中下气，令妇人子脏热，男子阴强。久服轻身，令人有子。盖以苦能除湿，温能散寒，辛能润肾，甘能益脾，故能除妇人男子一切虚寒湿所生病。寒湿既除，则病去身轻。性能益阳，故能已疾，而又有补益也。

《本经逢原》：蛇床辛香性温，专入右肾命门，少阳三焦气分，《神农本草经》列之上品，不独助男子壮火，且能散妇人郁抑，非妙达《神农本草经》精义，不能得从治之法也。但肾火易动，阳强精不固者勿服。

【现代药理研究】

蛇床子含有香豆素类化合物和大量的油酸、亚油酸及较高的挥发油，而总香豆素中 60% 为蛇床子素。

现代药理研究发现蛇床子有类似性激素样作用，可使卵巢及子宫重量增加，并能影响睾丸类固醇代谢，进而促进睾酮生成。

经放射免疫测定法测定蛇床子提取物中含有睾酮和雌二醇，目前已从蛇床子中分离得到具有强壮益精作用的活性成分——苯吡呋喃类衍生物及单萜类衍生物。动物实验表明蛇床子素具有保护和增强腺垂体－肾上腺皮质轴的功能，以及增强肾阳虚小鼠的免疫功能。

【柴师论药】

蛇床子在国家统编教材的药品分类中归属为杀虫止痒药，为内外同用之品。外用可以燥湿杀虫，尤其对滴虫性阴道炎有治疗作用。内服则可温补肾阳。柴师谓蛇床子为男科用药，多用于男性功能不足，女性相对少用。临床应用蛇床子，柴师多取其温肾除湿的特点，用治下焦虚寒兼有湿浊之证。

柴老临床善用蛇床子，认为蛇床子可以温肾助阳，还可以兴阳，常用于多囊卵巢综合征属湿重者，取其温阳、化湿的双重功效，或辨证为下焦虚寒，或血海阳虚者，或兼有性功能低下者，用蛇床子温肾、除湿。对多囊卵巢综合征患者，常配伍薏苡仁、杜仲、车前子同用，以温肾利湿。对卵巢早衰患者症见性欲低下、阴道干涩、舌淡脉细，辨证属下焦虚寒凝滞者用之佳，用后多可见带下增多，阴道干涩症状改善。对阴血不足的闭经患者，在养血的基础上，脉象由细转滑，提示血海充盈时，柴师常用蛇床子配伍杜仲、瞿麦以促气化从而助卵巢功能恢复。

蛇床子，因其确有兴阳之性，对青少年患者要慎用，以免促幼童性发育、青少年性活动。

虽然有经典著作认为蛇床子无毒，但柴师建议以《中华人民共和国药典》为依据严格掌握药的用量，且临床应用时注意勿久服，妊娠患者忌用。

【柴师常用量】3 ～ 5g。

石　斛

【处方用名】石斛、黄草。

【基原】为兰科植物金钗石斛及其同属植物近似种的新鲜或干燥茎。

【性味归经】甘，微寒。归胃、肾经。

【功能主治】益胃生津，滋阴清热。用于热病津伤，口干烦躁，胃阴不足，食少干呕，病后虚热不退，阴虚火旺，骨蒸劳热，目暗不明，筋骨痿软。

【用法用量】6 ～ 12g，鲜品 15 ～ 60g。

【经典论述】

《神农本草经》：主治伤中，除痹。下气，补五脏虚劳羸瘦，强阴。久服厚肠胃。

《本草衍义》：真石斛治胃中虚热有功。

《雷公炮制药性解》：补虚羸，暖水脏，填精髓，强筋骨，平胃气，逐皮肤邪热，疗脚膝冷痹，久服厚肠胃，定志除惊。恶寒水石、巴豆，畏僵蚕、雷丸。按：石斛入肾，则专主下部矣；而又入胃者，盖以其味甘耳。助肾而不伤于热，平胃而不伤于燥故也。

《本草新编》：石斛却惊定志，益精强阴，尤能健脚膝之力，善起痹病，降阴虚之火，大有殊功……金钗石斛，本非益精强阴之药，乃降肾中命门虚火之药也，去火之有余，自然益水之不足，泻肾中之虚火，自然添骨中之真水矣，故曰：强阴而益精。

《本经逢原》：石斛足太阴、少阴脾肾之药。甘可悦脾，故厚肠胃而治伤中；咸能益肾，故益精而补虚羸，为治胃中虚热之专药。又能坚筋骨，强腰膝，骨痿痹弱，囊湿精少，小便余沥者宜之。

《药性切用》：石斛平胃气而除虚热，益肾阴而安神志，为胃虚夹热伤阴专药。

《得配本草》：清肾中浮火，而摄元气。除胃中虚热，而止烦渴。清中有补，补中有清，但力薄必须合生地奏功。配菟丝，除冷痹。精气足也。佐生地，厚肠胃。湿热去也。虚寒者用之，泄泻不止。

【现代药理研究】

石斛中含有多糖、菲类、生物碱类、氨基酸类及挥发油类化合物等。现代药理研究显示，石斛多糖能提高 T 淋巴细胞转化功能、NK 细胞活性、巨噬细胞吞噬功能，从而提高免疫力，石斛多糖亦可显著提高超氧化物歧化酶（SOD），延缓衰老。菲类化合物具有抗肿瘤作用，对肝癌、乳腺癌、胃癌均有明显抑制效果。石斛尚具有降血糖、抗疲劳、抗白内障等作用。

【柴师论药】

石斛味甘，性偏寒凉，入胃、肾两经，《神农本草经》谓其可“除痹”。“痹”，通“闭”，所谓“痹者，闭也”，闭塞不通之意。柴师认为有两个含义：一指“闭塞不通”，不通则痛，如关节的痹痛；二指“闭阻，停止”，如闭经。由于石斛性寒，故所治之“痹”，均为“热痹”，临床症见舌质红、苔干乏津者为要。

产后热证伤阴，筋脉失于濡养导致的产后关节痛，柴师常以石斛与桑枝、川芎同用，其中石斛滋阴清热、养阴通痹，桑枝通络止痛，少量川芎走而不守，入血海，此时取其走动之性，带动余药以达病所。如遇暑热季节，伤阴明显时可用鲜石斛，煎煮时后下，效佳。若以下肢的痹痛为主，可以石斛加杜仲、川断，补肾走下利关节止痛；若疼痛兼有气血不足，柴师常加阿胶、当归以养血滋阴、通痹止痛。此外，对于肋间神经痛，柴师亦沿用此思路，常用石斛加丝瓜络、百合、郁金以养阴通络止痛，其中百合缓急止痛，郁金走两胁，既引经又有止痛作用。

笔者跟诊时，柴师曾多次提及用石斛治疗阴虚内热型闭经是传承自蒲辅周，而后刘奉五的代表方"瓜石汤"正是这一经验的总结和发扬。瓜石汤以瓜蒌、石斛为主要药物清热养阴，配合玄参、麦冬、生地黄滋阴养血生津，瞿麦、车前子、益母草、牛膝活血通经，临床用于治疗由于阴虚胃热灼伤阴血导致精血亏虚所引起的月经稀发或闭经。如西医学最为常见的阴虚内热型卵巢早衰，柴师习惯将北沙参与石斛同用，北沙参大补肺胃之阴，石斛清胃肾之热、补胃肾之阴，二者合用肺胃之阴足，补肺启肾，肾水自生则月经自复。

另外，柴师强调石斛为纯阴之药，有痰湿者不用，大便溏泻者慎用。

【柴师常用量】10g。

熟地黄

【处方用名】熟地黄、熟地。

【基原】为玄参科植物地黄的块根，经加工蒸晒而成。

【性味归经】甘，微温。归肝、肾经。

【功能主治】补血滋润，益精填髓。用于血虚萎黄，心悸怔忡，月经不调，崩漏下血，肝肾阴虚，腰膝酸软，骨蒸潮热，盗汗遗精，内热消渴，眩晕，耳鸣，须发早白。

【用法用量】9～15g。

【经典论述】

《珍珠囊》：大补血虚不足，通血脉，益气力。

《医学启源》：虚损血衰之人须用，善黑须发。

张元素：熟地黄补肾，血衰者须用之，又脐下痛，属肾经，非熟地黄不能除，乃通肾之药也。

《本草纲目》：填骨髓，长肌肉，生精血。补五脏内伤不足，通血脉，利耳目，黑须发，男子五劳七伤，女子伤中胞漏，经候不调，胎产百病。

《本草正》：熟地黄性平，气味纯静，故能补五脏之真阴，而又于多血之脏为最要……诸经之阴血虚者，非熟地不可。凡诸真阴亏损者，有为发热，为头疼，为焦渴，为喉痹，为嗽痰，为喘气，或脾肾寒逆为呕吐，或虚火载血于口鼻，或水泛于皮肤，或阴虚而泄利，或阳浮而狂躁，或阴脱而仆地，阴虚而神散者，非熟地之守不足以聚之；阴虚而火升者，非熟地之重不足以降之；阴虚而躁动者，非熟地之静不足以镇之；阴虚而刚急者，非熟地之甘不足以缓之，阴虚而水邪泛滥者，舍熟地何以自制；阴虚而真气散失者，舍熟地何以归源；阴虚而精血俱损，脂膏残薄者，舍熟地何以厚肠胃。且犹有最玄最妙者，则熟地兼散剂方能发汗，何也？以汗化于血，而无阴不作汗也。熟地兼温剂始能回阳，何也？以阳生于下，而无复不成乾也。然而阳性速，故人参少用，亦可成功，阴性缓，熟地非多，难以奏效。

《药品化义》：熟地，藉酒蒸熟，味苦化甘，性凉变温，专入肝脏补血。因肝苦急，用甘缓之，兼主温胆，能益心血，更补肾水。凡内伤不足，苦志劳神，忧患伤血，纵欲耗精，调经胎产，皆宜用此。安五脏，和血脉，润肌肤，养心神，宁魂魄，滋补真阴，封填骨髓，为圣药也。

《本经逢原》：熟地黄，假火力蒸晒，转苦为甘，为阴中之阳，故能补肾中元气。必须蒸晒多次，若但煮熟，不加蒸、曝，虽服奚益……脐下痛，属肾脏精伤；胫股酸，系下元不足；目眈眈如无所见，乃水亏不能鉴物，皆肾所主之病，非熟地黄不除。

《本草从新》：滋肾水，封填骨髓，利血脉，补益真阴，聪耳明目，黑发乌须。又能补脾阴，止久泻，治劳伤风痹，阴亏发热，干咳痰嗽，气短喘促，胃中空虚觉馁，痘证心虚无脓，病后胫股酸痛，产后脐腹急疼，感证阴亏，无汗便闭，诸种动血，一切肝肾阴亏，虚损百病，为壮水之主药。

《神农本草经读》：熟地黄之胶粘善著，女人有孕服四物汤为主，随症加入攻破之药而不伤，以四物汤中之熟地黄能护胎也，知其护胎之功，便可悟其护邪之害，胶粘之性，最善著物，如油入面，一著遂不能去也。

《本草正义》:（熟地黄）有微温之称，乃能补益真阴，并不虞其寒凉滑泄，是以清心胃之火者，一变而为滋养肝、脾、肾之血，性情功效，已非昔比，而质愈厚重，力愈充足，故能直达下焦，滋津液，益精血。凡津枯血少，脱汗失精，及大脱血后、产后血虚未复等证，大剂频投，其功甚伟。

《本草汇言》：熟地稍温，其功更溥。久病阴伤，新产血败，在所必需者也。但二地之性，凉而泥膈，凡产后恶食作泻，虽见发热、恶露作痛，不可用，误用则泄不止。凡阴虚咳嗽，内热骨蒸，或吐血等候，一见脾胃薄弱，大便不实，或天明溏泄，产后泄泻，产后不食，多病不食，俱禁用地黄。凡胸膈多痰，气道不利，升降窒塞，药宜通而不宜滞，汤丸中亦禁入地黄。设有气证当用而不可无者，则以桂心少佐可也。痰证当用而不可少者，则以姜汁拌炒可也。

【现代药理研究】

熟地黄主要含有环烯醚萜苷类、苯乙醇苷类、糖类、氨基酸类、呋喃醛衍生物等化学成分。熟地黄能够快速增加实验动物血红蛋白及血红细胞数量、提高外周血内细胞活性而促进造血。熟地黄多糖具有抗疲劳作用。地黄的蒸煮可提升抗氧化性，使其具有良好的抗脑细胞氧化、增强学习记忆能力、抗衰老的功效。熟地黄尚有提高免疫力、抗突变及抑肿瘤的作用。

【柴师论药】

柴师认为熟地黄甘温质润，其性重浊，故能直达下焦，专入肾经，尤善滋补肾阴，填精益髓。柴师常将其用于闭经或月经量少，临床辨证属下焦阴血亏损者。尤其多见于卵巢早衰的治疗用药中。

柴师从大量的临床医案中发现，卵巢早衰发病常见的主要原因有过度的消耗，柴师称之为"暗耗"，如过度的劳累、熬夜、过量饮酒，长期的精神紧张、压抑，性生活不节制等，即《药品化义》所说"内伤不足，苦志劳神，忧患伤血，纵欲耗精"，而熟地黄有"安五脏，和血脉，润肌肤，养心神，宁魂魄，滋补真阴，封填骨髓"之效，故"皆宜用此"。

常用配伍有：

（1）熟地黄和当归

闭经或月经量少，症见气血亏虚明显者，用熟地黄配伍当归，取熟地黄养阴填精之静，合当归养血活血之动，二者动静结合，补而不滞。

（2）熟地黄和川芎

熟地黄滋阴养血，填补真阴，以守血海，川芎活血行气，"血中气药"，"上达颠顶，下通血海，中开郁结"，二者配伍川芎量小，取其引经作用，以期引药下行，使熟地黄养血填精之功效直达病所。

（3）熟地黄和陈皮

熟地黄滋阴养血，但滋腻碍胃，佐陈皮，取陈皮燥湿、和胃化浊走中焦；或加枳壳，亦走下，开二阳之气以宽中理气除滋腻。

（4）熟地黄和淫羊藿、桃仁

熟地黄和淫羊藿、桃仁同用，用于基础体温基线偏高患者。

柴师临床应用熟地黄时，特别强调辨病用药。以闭经为例，临床最为常见的是卵巢早衰所致的闭经和多囊卵巢综合征所致的闭经。卵巢早衰，柴师形象概括为消耗性闭经，"内伤不足，苦志劳神，忧患伤血，纵欲耗精"为其常见病因，养血填精为其大法，故熟地黄常用。而多囊卵巢综合征，西医学认为卵巢表面被覆的致密包膜是排卵障碍、导致多囊卵巢形成的主要原因之一，治疗用药当以化、消、通利为主，熟地黄的黏滞、静而不动之性，与治法相悖，故不用熟地黄，而选用当归、川芎、茯苓、车前子之类养血活血利湿具有动性之品。

　　此外，对于盆腔炎患者，无论急性或慢性期，柴师一般不用熟地黄，主要是考虑盆腔炎的病因病机多为湿热之邪蕴结或瘀阻，虽有阴血不足之征，但恐熟地黄之重浊黏腻与湿热胶结，病更不除。此时治疗，柴师一般分两步：先"解外衣"，再养阴血。"解外衣"是清热祛湿以祛邪，多用茵陈、薏苡仁、土茯苓等，不用苍术、黄连等清热燥湿之品，恐其重伤阴血。

　　柴师还认为熟地黄的用药时机也是需要医生把握的。熟地黄滋阴作用强，滋、润的本身易有腻的弊病，所以在夏季一般不用熟地黄，因其滋腻之性明显，而夏季为暑湿当令，湿热之气重，天人相应，易伤脾胃之阳，用药当以轻灵为宜。素体脾胃虚弱者，熟地黄当慎用，如《本草正义》认为：熟地黄"黏腻浊滞"，"如大虚之体服之，亦碍运化，故必胃纳尚佳，形神未萎者，方能任受，不然则室滞中州，必致胀闷，虽有砂仁拌蒸，亦属无济，则中气大弱，运动无权之弊也"。《本草汇言》亦认为"凡产后恶食作泻，虽见发热、恶露作痛，不可用，误用则泄不止。凡阴虚咳嗽，内热骨蒸，或吐血等候，一见脾胃薄弱，大便不实，或天明溏泄，产后泄泻，产后不食，多病不食，俱禁用地黄。凡胸隔多痰，气道不利，升降窒塞，药宜通而不宜滞，汤丸中亦禁入地黄"。可供参考。

　　柴师对妊娠患者，虑及熟地黄重浊滋腻碍胃之弊，不用其安胎。如对胎动不安、胎漏等妊娠患者合并有妊娠恶阻而需要保胎，虽有肾虚阴血不足，亦不用熟地黄，而常用北沙参、玉竹养肺胃之阴，金水相生，合用旱莲草、女贞子养肝肾之阴，稍加荷叶、扁豆等健脾化湿止呕，以达安胎益胃之效。

　　柴师还补充提到，阳痿患者不用熟地黄，因熟地黄影响平滑肌的兴奋，也影响海绵体自然的生理功能。临床在辨证基础上加用枳壳、川芎、瞿麦走下，以达病所。

【柴师常用量】10～15g。

苏　木

【处方用名】苏木、苏枋木。

【基原】为豆科植物苏木的干燥心材。

【性味归经】甘、咸，平。归心、肝、脾经。

【功能主治】活血祛瘀，消肿定痛。用于跌打损伤，骨折筋伤，瘀滞肿痛，经闭痛经，产后瘀阻，胸腹刺痛，痈疽肿痛。

【用法用量】3～9g。

【经典论述】

《唐本草》：主破血，产后血胀闷欲死者。

《日华子本草》：治妇人血气心腹痛，月候不调及蓐劳。排脓止痛，消痈肿扑损瘀血，女人失音，血噤，赤白痢并后分急痛。

《海药本草》：主虚劳血癖气壅滞；产后恶露不安，腹中搅痛；及经络不通，男女中风，口噤不语。宜细研乳头香细末方寸匕，酒煎苏方去滓调服，立吐恶物瘥。

《雷公炮制药性解》：主破产后恶血，疮疡死症，一切跌仆损伤，调月水，去瘀血，和新血，排脓止痛，消痈散肿，及主霍乱呕逆，赤白痢下，酒蒸干用。按：苏木专主血分，宜入肝经。然破血之功多，而和血之功少，勿得多用，以伤阴分。

《本草经疏》：凡积血与夫产后血胀闷欲死，无非心、肝二经为病，此药咸主入血，辛能走散，败浊瘀积之血行，则二经清宁，而诸证自愈。

《本草择要纲目》：破血。产后血胀，消痈肿扑损瘀血心腹搅痛，及经络不通。乃三阴经血分药也。少用则和血，多用则破血。

《本经逢原》：苏木阳中之阴，降多升少，肝经血分药也。性能破血，产后血胀闷欲死者，苦酒煮浓汁服之。本虚不可攻者，用二味参苏饮，补中寓泻之法，凛然可宗。但能开泄大便，临症宜审。若因恼怒气阻经闭者，宜加用之。

《本草求真》：苏木，功用有类红花，少用则能和血，多用则能破血。但红花性微温和，此则性微寒凉也。故凡病因表里风起，而致血滞不行，暨产后血晕胀满以（欲）死，及血痛血瘕、经闭气壅、痈肿、跌仆损伤等症，皆宜相症合以他药调治。

《本草便读》：活血行瘀，消风散肿。（苏木此物专走血分，活血行血而无别用，虽味甘咸，平，无毒之品，然血中无滞者，仍属不宜。能治风，亦血行风自灭耳。）

【现代药理研究】

苏木含有高异黄酮类、色原酮类、苏木素类、原苏木素类、二苯类等化学成分。现代药理研究显示，苏木中的苏木酮 B、3- 去氧苏木酮 B、巴西苏木素等具有舒张血管作用；原苏木素、巴西苏木素可通过抑制肿瘤细胞增殖、浸润和转移起到抗肿瘤、抗癌的功效。苏木尚具有抗炎、抗菌、抗血小板聚集、免疫抑制、保护神经等作用。

【柴师论药】

柴师认为苏木为活血化瘀药中力量较强的一味药物，古书多谓其具有"破血之功"。从性味上看，苏木也具有其特殊之性：活血药大多为味辛或味苦，而苏木味为咸，"咸以入血"，提示苏木善入血分而"破死血"（《医学启源》）。由于苏木活血作用强，临床常用于瘀血阻滞症状严重且久治不愈的病症，用量不宜过大，否则易伤阴血。

苏木，对于阴常不足的妇科患者而言，柴师认为属"猛药"，应为慎用之品。柴师强调：不排除妊娠或有妊娠可能的患者，当禁用苏木。此外，对急性盆腔炎患者，尤其合并有盆腔脓肿时，亦不用苏木，考虑苏木的穿透性较强，急性期用之有导致炎症扩散的可能。柴师认为此时若欲消散肿物，可用旱莲草、川芎、莲须相配合，三味药药性平和，一补一散一固，调节气机，肿物自散。柴师强调此时用莲须而不用白芍，考虑白芍性寒味酸，有收敛之性，且白芍可促进平滑肌收缩，有加重疾病的风险。

苏木，柴师常用于多囊卵巢综合征患者临证脉象见有滑象时。多囊卵巢综合征患者多囊卵巢的特征表现是卵巢增大、包膜增厚，卵泡的排出困难；脉见滑象是说明血海充实，此时用苏木活血散结，配合蛇床子或杜仲等加强温动之力，以达到促卵泡生长和助卵泡排出的目的。

【柴师常用量】6 ～ 10g。

太子参

【处方用名】太子参、孩儿参、童参。

【基原】为石竹科植物孩儿参的干燥块根。

【性味归经】甘、微苦，平。归脾、肺经。

【功能主治】益气健脾，生津润肺。用于脾虚体倦，食欲不振，病后虚弱，气阴不足，自汗口渴，肺燥干咳。

【用法用量】9 ～ 30g。

【经典论述】

《本草从新》：大补元气，虽甚细如参条，短紧坚实，而有芦纹，其力不下大参。

《本草再新》：入心、脾、肺三经，治气虚肺燥，补脾土，消水肿，化痰止渴。

【现代药理研究】

太子参含有挥发油类、氨基酸类、糖类、皂苷类、环肽类、甾醇类等化学成分。动物实验显示，太子参具有增强机体免疫功能、改善记忆、抗疲劳、抗应激、保护心肌、降低空腹血糖等作用，均与太子参的补气功效相关。

【柴师论药】

柴师认为在众多补气药中，唯有太子参性平，不温不燥，清补而不腻，兼有滋阴润燥之效，可用于气阴不足或气虚有热的患者。太子参常与白术、女贞子配伍，共奏健脾益肾扶正之功，用于脾虚乏力的患者。另外，对于基础体温偏低的患者，太子参有升高体温基线的作用，此作用可供临床参考。

【柴师常用量】10 ～ 15g。

桃 仁

【处方用名】桃仁、桃核仁。

【基原】为蔷薇科植物桃的干燥成熟种子。

【性味归经】苦、甘，平。归心、肝、大肠经。

【功能主治】活血祛瘀，润肠通便，止咳平喘。用于经闭痛经，癥瘕痞块，肺痈肠痈，跌打损伤，肠燥便秘，咳嗽气喘。

【用法用量】5 ～ 10g。

【经典论述】

《神农本草经》：主瘀血，血闭瘕，邪气，杀小虫。

《本草纲目》：桃仁行血，宜连皮尖生用；润燥活血，宜汤浸去皮尖炒黄用，或麦麸同炒，或烧存性，各随本方。

《本草经疏》：桃仁性善破血，散而不收，泻而无补，过用之，及用之不得其当，能使血下不止，损伤真阴。

《本草新编》：不知瘀血之症，邪结之也。桃仁攻坚而散血，则邪无巢穴，何以能聚，故血散而邪亦散。其实，桃仁散血而不能散邪也。

《药品化义》：桃仁，味苦能泻血热，体润能滋肠燥。若连皮研碎多用，走肝经，主破蓄血，逐月水，及遍身疼痛，四肢木痹，左半身不遂，左足痛甚者，以其舒经活血行血，有去瘀生新之功。若去皮捣烂少用，入大肠，治血枯便闭，血燥便难，以其濡润凉血和血，有开结通滞之力。

《本经逢原》：桃仁，为血瘀血闭之专药。苦以泄滞血，甘以生新血。

《冯氏锦囊秘录》：此（桃仁）与杏仁润大肠功同，但杏仁治气秘，桃仁治血秘，虽云苦以去滞，甘以生新，然究竟破血之功多，而益血之力少，但走血分而性润滑，佐麻仁、当归以治燥结如神。

【现代药理研究】

桃仁的主要化学成分有脂质（如中性脂、糖脂质、磷脂）、苷类（苦杏仁苷、野樱苷）、糖类（葡萄糖、蔗糖等）、蛋白质、氨基酸、苦杏仁酶、尿囊素酶等。桃仁对心脑血管的活性有明显的改善作用，可扩张血管、抗凝、抗血栓、稳定斑块、改善心肌损伤、预防心肌梗死，通过降低血管阻力并增加灌流液的流量改善血流动力学。桃仁尚能促进初产妇子宫收缩及出血。桃仁抗凝及抑制血栓形成的作用强于当归、赤芍、红花、益母草及鸡血藤等活血化瘀药。桃仁中含有的脂肪油可润滑肠道，有利于机体排便。苦杏仁苷能水解产生氢氰酸，具有镇咳平喘的作用。桃仁能改善动物肝脏表面的微循环，具有保肝、预防肝纤维化作用。桃仁还具有抗炎、抗氧化、提高机体免疫力、抗过敏、抗肿瘤等功效。

【柴师论药】

柴师认为桃仁活血化瘀力量强，现代药理研究亦证实桃仁抗凝及抑制血栓形成的作用强于当归、赤芍、红花、益母草及鸡血藤等活血化瘀药。所以，临床应用时当掌握这个特点的两面性。

一方面，取其活血化瘀之力，用于气血瘀滞型月经量少患者的经前期，以桃仁配伍香附、川芎等理气活血、化瘀生新；或用于人工流产、药物流产、产后等宫内组织物残留者，抑或崩漏患者内膜厚（注：必须查血常规，且血色素正常时），用桃仁配伍红花、益母草、枳壳等活血化瘀助残余组织排出或子宫内膜剥脱，祛瘀生新以恢复正常周期。

另一方面，因桃仁活血化瘀之力较强，对于月经周期短的患者慎用，防其扰动血海，破血妄行，周期更短；而月经刚刚结束的患者，无论周期长短，皆不用桃仁，因此时血海空虚，当用熟地黄、阿胶等养血填精，不宜用桃仁等活血破瘀之品。

桃仁质润，又能通便，用于月经失调但月经量正常且辨证为血瘀证又兼便秘者，常和杏仁同用，其中桃仁活血化瘀通便，杏仁入肺经，肺与大肠相表里，可降气通便，二者相辅相成。若大肠有热或兼见大便不爽者，可再合槐花，以加强清热通便之功效。

柴师多年临床发现，桃仁、熟地黄、淫羊藿配伍，用于基础体温基线偏高的患者，可以很好降低基线，并有助于改善排卵及月经周期的恢复。对于此治疗结果，柴师是这么理解的：淫羊藿味辛、甘，性温，以从其性，走血脉，鼓动气化；熟地黄味甘，性微温，补血养阴，填精益髓，尤其是熟地黄大补肾阴，以敛虚阳；桃仁味苦，性平，入血分，有引阳入阴之妙。三药配伍补阴潜阳，基础体温得以恢复正常。

柴师常言：桃仁专入肝经，可以改善肝脏血窦的瘀滞状态。临床也观察到桃仁对于脂肪肝或转氨酶升高的患者，有保肝的作用。《本草经疏》言桃仁"苦能泄滞，辛能散结，甘温通行而缓肝"，现代药理研究证明，桃仁能改善动物肝脏表面的微循环，具有保肝、预防肝纤维化作用。柴师言及20世纪60年代曾用保肝方（即桃仁、白糖、蜂蜜等量服用）促进肝炎后肝功能的恢复，疗效满意。

柴师强调，虽然桃仁为妇科常用药，但毕竟有"有小毒"的记载，用量不宜过大、用药时间不宜过长，中病即止。桃仁是活血化瘀药，妊娠禁用。桃仁有润肠功效，故大便溏泻者慎用。

【柴师常用量】10g。

天　冬

【处方用名】天冬、天门冬、明天冬。

【基原】为百合科植物天冬的干燥块根。

【性味归经】甘、苦，寒。归肺、肾经。

【功能主治】养阴润燥，清肺生津。用于肺燥干咳，顿咳痰黏，腰膝酸痛，骨蒸潮热，内热消渴，热病津伤，咽干口渴，肠燥便秘。

【用法用量】6～12g。

【经典论述】

《神农本草经》：主诸暴风湿偏痹，强骨髓，杀三虫。

《药性论》：主肺气咳逆，喘息促急，除热，通肾气，疗肺痿生痈吐脓，治湿疥，止消渴，去热中风，宜久服。

《本草衍义》：天门冬，治肺热之功为多，其味苦，但专泄而不专收，寒多人禁服。

《本草蒙筌》：天、麦门冬，并入手太阴经，而能祛烦解渴，止咳消痰，功用似同，实亦有偏胜也。麦门冬兼行手少阴心，每每清心降火，使肺不犯于贼邪，故止咳立效；天门冬复走足少阴肾，屡屡滋肾助元，令肺得全其母气，故消痰殊功。

《本草纲目》：润燥滋阴，清金降火。

《本草汇言》：天门冬，润燥滋阴，降火清肺之药也。统理肺肾火燥为病……天门冬阴润寒补，使燥者润，热者清，则骨髓坚强，偏痹可利矣。然必以元虚热胜者宜之。

《长沙药解》：天冬清金化水，止渴生津，消咽喉肿痛，除咳吐脓血……天冬润泽寒凉，清金化水之力，十倍麦冬，土燥水枯者甚为相宜……其性寒滑湿濡，最败脾胃而泄大肠，阳亏阴旺，土湿便滑者宜切忌之。其有水亏宜饵者，亦必制以渗利之味，防其助湿。

【现代药理研究】

天冬具有良好的抗菌、抗炎效果，对柠檬色葡萄球菌、肺炎双球菌、金黄色葡萄球菌、甲型溶血性链球菌、乙型溶血性链球菌等均有不同程度的抑制，可明显缩短急性炎症的持续时间，同时也使腹泻等症状显著减轻。天冬捣汁外敷能使宫颈扩张，有引产的作用。有效成分天冬酰胺具有镇咳、祛痰、平喘的效果。此外，天冬尚可抑制溃疡形成、稳定血压、强心、抗实验性糖尿病、抗肿瘤、抗氧化。

【柴师论药】

笔者跟诊时，柴师论天冬，常常与麦冬比较分析：麦冬入肺胃经，善清肺胃之热、养肺胃之阴，故主治疾患以上焦为主，如肺热阴虚所致的口咽干燥、咳嗽等症；而天冬入肺肾两经，主入下焦，且其味甘、苦，性寒，清解的作用强，柴师常用于治疗由于下焦阴血不足、血海伏热而临床见经期延长或月经先期的患者。柴师认为天冬虽清热养阴之功效佳，但其滋腻之性不如熟地黄明显，故患者若伴有脾胃运化受纳功能欠佳时选天冬而不用熟地黄。

天冬和麦冬，临床应用特点各有不同，二者常常相须为用。天冬入肾经、通肾气，其滋肾清热之力较强；而麦冬清肺热，有润肺化痰之功。二者同用，润肺滋肾，是金水相生之意。此外，天冬亦常与北沙参配伍使用，北沙参大补肺胃之阴，天冬可通肾气，二者合用为柴师"补肺启肾"常用的药对之一。

天冬性寒质润，大便溏稀者宜慎用。

【柴师常用量】10g。

菟丝子

【处方用名】 菟丝子、炒菟丝子、盐菟丝子。

【基原】 为旋花科植物菟丝子的干燥成熟种子。

【性味归经】 辛、甘，平。归肝、肾、脾经。

【功能主治】 补益肝肾，固精缩尿，安胎，明目，止泻；外用消风祛斑。用于肝肾不足，腰膝酸软，阳痿遗精，遗尿尿频，肾虚胎漏，胎动不安，目昏耳鸣，脾肾虚泻；外治白癜风。

【用法用量】 6～12g。外用适量。

【经典论述】

《神农本草经》：味辛，平。主续绝伤，补不足，益气力，肥健。汁，去面皯。久服明目，轻身延年。

《本经逢原》：菟丝子去风明目，肝肾气分药也。其性味辛温质黏，与杜仲之壮筋暖腰膝无异。五味之中，唯辛通四气，复兼四味。《经》曰肾苦燥，急食辛以润之，菟丝子、五味子之属是也，与辛香燥热之苦，迥乎不同，此补脾、肾、肝三经要药。

《神农本草经读》：菟丝肺药也，然其为用在肾，而不在肺，子中脂膏最足，绝类人精，金生水也。主续绝伤者，子中脂膏如丝不断，利于补续也。补不足者，取其最足之脂膏，以填补其不足之精血也，精血足则气力自长，肥健自增矣。久服肾水足则目明，肾气壮则身轻。华元化云：肾者，性命之根也。肾得补则延年。

《本草汇言》：菟丝子，补肾养肝，温脾助胃之药也。但补而不峻，温而不燥。

《本草正义》：菟丝为养阴通络上品。其味微辛，则阴中有阳，守而能走，与其他滋阴诸药之偏于腻滞者绝异。

《大同药物学》：柔润多液药物。十之九均黏腻，否则其液不多，多矣而或不浓，液多且浓而不黏腻者，惟菟丝子为然。菟丝子与补骨脂类似，其液均多均浓。但补骨脂之液浓而似脂，为浊中之浊；菟丝子之液，浓而似清，为浊中之清，且菟丝子之润，系合于味辛气平之中，辛以化其腻，平以行其滞，不啻配合适当之良好润剂。且其藤蔓延，细长坚韧，富于纤维，何首乌其藤夜交，尚系自婚其精英，菟丝子缠绕他物，直吸他项附着植物之营养以为营养，不假根力，生理尤为特异。故通络续绝滋养血脉于空虚之地，自较他药为优异。

【现代药理研究】

菟丝子生药主要含有甾醇、黄酮、多糖等成分，其中主要起药用作用成分的山柰酚、槲皮素、金丝桃苷、紫云英苷等均属于黄酮类化合物。

菟丝子的现代药理研究主要集中在其所具有的增强免疫力、调节生殖内分泌、抗氧化和抗衰老作用等方面。动物实验研究表明菟丝子能够参与小鼠体内多种免疫调节过程，是一种免疫增强剂，具有增强体液免疫及细胞吞噬功能的作用。菟丝子黄酮提取物应用于雌性大鼠会表现出雌激素样活性，而应用于雄性未成年大鼠则能够促进其睾丸间质细胞睾酮的基础分泌，具有促性腺激素样作用，能够促进其生殖系统的发育。

【柴师论药】

菟丝子是柴师临床使用频率较高的药物之一，柴师谓其为妇科补肾药首选。

菟丝子味辛、甘，性平，为"补脾、肾、肝三经要药"（《本经逢原》）。柴师认为，菟丝子的药物分类归属补阳药，提醒其善补肾阳，但临床应用不似淫羊藿、蛇床子那样有温动之性，同时"其功专于益精髓"（《本经逢原》），肾中阴阳同补，故虽一味药却有补阳益阴的功效。

临床针对不同的疾病，柴师使用菟丝子时的配伍亦有所不同。如在多囊卵巢综合征的治疗中，柴师认为该病多因脾肾不足、痰湿阻滞所致，故常用菟丝子配伍车前子、薏苡仁等，其中菟丝子补肾健脾，温阳化湿，补而不滞，"宣通百脉、温运阳和"（《本草正义》）为主，佐车前子、薏苡仁健脾利湿通利。

卵巢早衰也是目前妇科临床常见的疑难疾病，菟丝子是柴师临床治疗肝肾亏损、精血不足型卵巢早衰的主要药物之一。菟丝子既补肾阳，又养肾精，补而不滞，常配伍阿胶珠、当归等养血药同用。现代药理研究证实：菟丝子可以增强性腺功能，增加子宫重量，具有雌激素样作用；对下丘脑－垂体－卵巢轴的功能有兴奋作用。柴师将此作用概括为菟丝子的卵巢功能修复作用。

考虑菟丝子作用的两面性，柴师提醒学生，对幼儿要慎用菟丝子，因其有可能促进生殖系统的发育成熟，对小儿性早熟患者则当避免使用。

对于先兆流产或习惯性流产的患者，菟丝子是柴师治疗这类疾病的必用药，取其补肾益精，又具有固涩作用。其保胎功效，可用取类比象来理解，菟丝子的生理特性与胚胎在母体的生长极为类似，如近代医家冉雪峰所述"菟丝子缠绕他物，直吸他项附着植物之营养以为营养，不假根力，生理尤为特异。故通络续绝滋养血脉于空虚之地，自较他药为优异"。临床常配伍覆盆子同用以达固肾安胎之效。此时菟丝子和覆盆子的用量往往较平时为重，菟丝子和覆盆子常常用至 15 ～ 20g，甚至 30g。临床柴师特别注重此两味药的比例：若患者腹痛、下坠等症状明显，应加大覆盆子的用药比例，即覆盆子药量大于菟丝子；若病情平稳，则两药用量基本相近。若见有阴道出血、舌红苔黄、脉数等阴虚内热的表现，在菟丝子、覆盆子的基础上可加地骨皮、旱莲草、女贞子、莲须、苎麻根等清热固冲安胎。

柴师据《神农本草经》谓其"汁去面䵟"的描述，将菟丝子用于面部有色斑患者，有美白作用，常配伍冬瓜皮、泽兰一起使用，临床效果满意。

【柴师常用量】15～20g。

夏枯草

【处方用名】夏枯草、夏枯花、夏枯球。

【基原】为唇形科植物夏枯草的干燥果穗。

【性味归经】辛、苦，寒。归肝、胆经。

【功能主治】清肝泻火，明目，散结消肿。用于目赤肿痛，目珠夜痛，头痛眩晕，瘰疬，瘿瘤，乳痈，乳癖，乳房胀痛。

【用法用量】9～15g。

【经典论述】

《神农本草经》：寒热，瘰疬，鼠瘘，头疮，破癥，散瘿结气，脚肿湿痹，轻身。

《滇南本草》：治肝热，除肝风，暴赤火眼，目珠夜胀痛。外障可用，内障不可用。开肝郁，行肝气。

《本草通玄》：补养厥阴血脉，又能疏通结气。

《神农本草经百种录》：此以物禀之气候为治，又一义也。凡物皆生于春，长于夏，唯此草至夏而枯。盖其性禀纯阴，得少阳之气勃然兴发，一交盛阳，阴气将尽，即成熟枯槁。故凡盛阳留结之病，用此为治，亦即枯灭，此天地感应之妙理也。凡药之以时候荣枯为治者，俱可类推。

《滇南本草》：祛肝风，行经络，治口眼歪斜，舒肝气，开肝郁。

《得配本草》：解阴中郁结之热，通血脉凝滞之气。

【现代药理研究】

夏枯草的化学成分主要包括多糖类、有机酸类、黄酮类、三萜及其苷类化合物、甾醇类等。夏枯草煎剂可使实验动物的子宫强直性收缩，并且能够抑制大肠杆菌、绿脓杆菌、葡萄球菌等多种细菌，可治疗实验动物的细菌性阴道炎。此外，夏枯草具有明显的抗肿瘤作用，能够抑制子宫内膜癌 Ishikawa 细胞活性、抑制人甲状腺癌细胞系 SW579 的增殖，且对淋巴癌、肺癌、结肠癌、胰腺癌等均有抑制作用。夏枯草尚有保肝、降血压、降血糖等功效。

【柴师论药】

柴师认为，夏枯草为辛、苦、寒之品，主入肝、胆二经，故可清肝胆之火热，又可疏肝散结，肝经走行为上达颠顶，下绕阴器，其循行部位的结块都有用到夏枯草的机会。

在头部的病变，如高泌乳素血症，伴或不伴有垂体微腺瘤者，柴师均常用夏枯草。柴师认为该病表现为病变局部功能亢进，导致泌乳素分泌异常增多，这在中医看来为阳证和热证的范畴。此外临床表现主要为溢乳，而乳头亦为肝经所主，故治疗本病柴师以夏枯草、菊花、贝母清肝热散结为主，配合葛根、川芎、桔梗等引经药进行治疗。

部位在下的盆腔疾病，临床常见的如盆腔炎性疾病形成的包块、粘连，急性期，柴师常用夏枯草和白头翁、野菊花、土茯苓、地丁等配伍，以清热解毒、消肿排脓；慢性期，则用夏枯草与炒蒲黄、川芎、三七、香附等配伍，以化瘀散结止痛。

多囊卵巢综合征的临床典型症状为痤疮及增大的卵巢、卵巢多囊样改变，在整体辨证的基础上，柴师亦常用夏枯草。如面部痤疮，夏枯草常与金银花、桔梗、浙贝母、百部等配伍同用；针对卵巢多囊，则常与冬瓜皮、车前子、薏苡仁、杜仲等配伍，以化痰散结，促卵泡的发育及排出。

柴师认为夏枯草既可以用于有形的包块，又可以用于无形的结聚，曾用一句话总结夏枯草的临床应用，即夏枯草于有结节、有包块、有结聚或有滞留、有郁阏时用之。

【柴师常用量】10g。

香　附

【处方用名】香附、香附子、香附米。

【基原】为莎草科植物莎草的根茎。

【性味归经】辛、微苦、微甘，平。归肝、脾、三焦经。

【功能主治】疏肝解郁，理气宽中，调经止痛。用于肝郁气滞，胸胁脘痛，疝气疼痛，乳房胀痛，脾胃气滞，脘腹痞闷，胀满疼痛，月经不调，经闭痛经。

【用法用量】6 ～ 10g。

【经典论述】

《汤液本草》：益血中之气药也。方中用治崩漏，是益气而止血也。又能化去凝血，是推陈也。

《滇南本草》：调血中之气，开郁，宽中，消食，止呕吐。

《本草经疏》：治妇人崩漏、带下、月经不调者，皆降气、调气、散结、理滞之所致也，盖血不自行，随气而行，气逆而郁，则血亦凝涩，气顺则血亦从之而和畅，此女人崩漏带下，月事不调之病所以咸须之耳。

《本草新编》：专解气郁气疼，调经逐瘀，除皮肤瘙痒，止霍乱吐逆，崩漏下血，乳肿痈疮，皆可治疗。宿食能消，泄泻能固，长毛发，引血药至气分，此乃气血中必用之品。可为佐使，而不可为君臣。

《本经逢原》：香附之气平而不寒，香而能窜，乃足厥阴肝、手少阳三焦气分主药。兼入冲脉，开郁气，消痰食，散风寒，行血气，止诸痛。月候不调，胎产崩漏，多怒多忧者之要药……乃气病之总司，女科之主帅也。

《本草害利》:〔害〕性燥、苦温之品，而能耗血散气，气虚血弱服之，恐损气而耗血，愈致其疾。凡月事先期，因于血热，法当凉血，勿用此药。误犯则愈先期矣。〔利〕气香，味辛能散，微苦能降，微甘能和，乃血中气药，通行十二经八脉气分。又为入金木之宫，开郁化气，发表消痰药也。统领诸药，随用得宜，乃气病之总司，女科之主帅，故胎产神良。得童便、醋、芎、苍术良。

【现代药理研究】

香附的主要化学成分为倍半萜类、单萜类、黄酮类、三萜类等。现代药理研究显示，香附可使子宫平滑肌松弛，收缩力减弱，肌张力降低；香附挥发油对缩宫素引起的离体子宫肌收缩具有明显抑制作用，且呈明显的量效关系；香附挥发油对实验动物的生殖道表现雌激素样活性，香附浸剂对实验动物的子宫呈抑制作用，并可明显提高痛阈。香附还能够改善动物血液流变性、促进胃肠动力、抗抑郁，为香附行气、活血、解郁的作用提供了依据。此外，香附尚有增强免疫力、抗肿瘤、抗氧化、抗炎、抗菌等功效。

【柴师论药】

香附为柴师妇科常用药物，《药性赋》中言"香附子理血气，妇人之用"。其功用善于止痛，其性平稳，不似元胡性猛烈，不同川楝子有小毒，用之调理气机和血脉，作用平和。但柴师强调：香附虽为妇科常用，但在处方中当为佐使之药，与《本草新编》的"可为佐使，而不可为君臣"的观点一致。

柴师认为，香附为味辛香烈之品，多有燥性，易耗散元气且伤阴。对妊娠患者，由于其生理原因是阴血下聚胞宫以养胎，阴血相对不足，此时不用香附，虑其更伤阴血；再如平素月经量多的患者，因失血过多而阴血亏虚，恐香附助燥伤阴，亦当慎用或在阿胶珠、白芍、旱莲草、地骨皮、生牡蛎等滋阴养血、清热固冲药的基础上少量用香附。另外，对于有出血倾向的患者，如崩漏、月经先期等，考虑香附动血之弊，均当慎用。

【柴师常用量】6～10g。

续　断

【处方用名】续断、川断、川续断。

【基原】为川续断科植物川续断的根。

【性味归经】苦、辛，微温。归肝、肾经。

【功能主治】补肝肾，强筋骨，续折伤，止崩漏。用于肝肾不足，腰膝酸软，风湿痹痛，跌仆损伤，筋伤骨折，崩漏，胎漏。酒续断多用于风湿痹痛，跌打损伤，筋伤骨折。盐续断多用于腰膝酸软。

【用法用量】9～15g。

【经典论述】

《神农本草经》：味苦，微温。治伤寒，补不足，金创，痈伤，折跌，续筋骨，妇人乳难。

《名医别录》：味辛，无毒。主治崩中漏血，金疮血内漏，止痛，生肌肉，及踠伤、恶血、腰痛，关节缓急。

《药性论》：君。主绝伤，去诸温毒，能通宣经脉。

《日华子本草》：助气，调血脉，补五劳七伤，破癥结瘀血，消肿毒，肠风，痔瘘，乳痈，瘰疬，扑损，妇人产前后一切病，面黄虚肿，缩小便，止泄精，尿血，胎漏，子宫冷。

《药鉴》：气微温，味辛平，无毒。续筋骨，调血脉，能疗跌仆扑损伤。消肿毒，生肌肉，会理金疮痈疡。乳痈瘰疬殊功，肠风痔瘘立效。与女贞实同用，缩小便频数。与淮山药同用，固精滑梦遗。犹暖子宫，能育妊孕。

《本经逢原》：续断入肝，主续筋骨，为妇人胎产崩漏之首药。又主带脉为病，久服益气力，利关节，治腰痛，暖子宫，疗金疮折伤，散痈肿瘀血，疗妇人乳难。

《本草求真》：凡跌扑折伤痈肿，暨筋骨曲节血气滞之处，服此即能消散。续断力实消散。止痛生肌，且审其味涩，故能止血治漏，并缩小便，固精安胎。下部血分寒滞者宜此。久服能气力倍增，血气不滞。筋断复续，故曰续断，实疏通气血筋骨第一药也。第因气薄而见精脱、胎动、溺血、失血等症，则又深忌，以性下流者故耳。

【现代药理研究】

续断中主要含有皂苷类、生物碱类、挥发油、环烯醚萜类等化学成分。续断具有抑制子宫收缩作用，实验表明，续断浸膏与挥发油可减少妊娠小鼠子宫收缩频率，续断总生物碱显著抑制妊娠大鼠在体子宫平滑肌收缩活动，降低其收缩幅度和张力。续断对离体子宫有较强的兴奋作用，表现为收缩频率增加，张力提高，多为强直收缩状态。

续断能有效促进成骨细胞的分化、增殖，防止成骨细胞凋亡，改善骨质疏松，或促进骨折愈合。续断水煎剂可以使实验鼠腹腔注射环磷酰胺后降低的血中白细胞总数得以恢复，且可促进中性粒细胞的吞噬作用，从而表现出提高免疫力的作用。续断挥发油对金黄色葡萄球菌有较强的抑制能力，且具有良好的杀灭阴道毛滴虫的作用。此外，续断还具有保护神经和抗衰老的作用。

【柴师论药】

《药性赋》言"续断治崩漏、益筋强脚"。柴师常从药名"续断"解释其作用主要体现在两个方面：一是骨伤科常用药，"续断"意为本品可以"接续断了的筋骨"，说明续断具有通血脉、强筋骨的作用；二是"续断"又可解释为"接续断了的香火"，即续断具有较好的补肝肾作用，在男性为增强男性生育力，在妇科则常用于益肾安胎。但柴师认为续断性温，具有趋下的走动之性，有温经、活血的功效，对妊娠患者柴师是不主张应用的。

续断为柴师治疗多囊卵巢综合征的常用药物之一，柴师多年临床发现该病的患者以脾肾不足居多，占60%以上，病机多为脾肾不足，痰湿内生，阻滞胞脉，而续断在补肝肾、温下焦的同时能够活血通脉，常与杜仲、菟丝子相配合，加强补肾活血通脉的作用。治疗卵巢早衰时，由于该病以阴血不足、胞脉失养多见，柴师常以续断与女贞子或黄精配伍同用，其中女贞子性禀纯阴偏填补真阴，黄精补脾益气、滋阴润肺偏补阴，与续断合用，续断补肝肾偏补阳，补而不滞，阴阳双补，阴血复而月经调。

【柴师常用量】10～15g。

旋覆花

【处方用名】旋覆花、覆花、炙覆花、蜜炙旋覆花。

【基原】为菊科植物旋覆花的干燥头状花序。

【性味归经】苦、辛、咸，微温。归肺、脾、胃、大肠经。

【功能主治】降气消痰，行水止呕。用于风寒咳嗽，痰饮蓄结，胸膈痞闷，喘咳痰多，呕吐噫气，心下痞硬。

【用法用量】3～9g，包煎。

【经典论述】

《神农本草经》：主结气，胁下满，惊悸，除水，去五脏间寒热，补中，下气。

《药性论》：主肋胁气，下寒热水肿，主治膀胱宿水，去逐大腹，开胃，止呕逆不下食。

《日华子本草》：明目，治头风，通血脉。

《本草新编》：治头风，明目，逐水通便，去心满、噫气、痞坚，消胸结痰涎，定惊怪，止寒热。此物有旋转乾坤之象，凡气逆者，可使之重安，但只可一用，而不可再用。至虚弱之人，尤不宜轻用也。

《本草择要纲目》：其功只在行水下气通血脉而已。若病患涉虚者，此则走散太甚，不宜用之，恐冷利大肠也。

《本经逢原》：旋覆花升而能降，肺与大肠药也。其功在于开结下气，行水消痰，治惊悸，祛痞坚，除寒热，散风湿，开胃气，止呕逆，除噫气，故肺中伏饮寒嗽宜之。

《神农本草经百种录》：此以味为治，凡草木之味，咸者绝少。咸皆治下，咸而能治上焦者尤少。唯此味咸而治上，为上中二焦之药。咸能软坚，故凡上中二焦凝滞坚结之疾，皆能除之。凡体轻气芳之药，往往能消之，疾无不因郁遏而成。《内经》云：火郁则发之。轻芬之体能发散，故寒热除也。

《本草害利》：〔害〕走散之药。病患涉虚者，不宜多服。冷利大肠，虚寒人禁用。〔利〕味咸微温，兼苦，入肺、肝、大肠三经。咸能软坚，能祛老痰结积，温能解散，咸可润下，故治风气湿痹，大肠燥结，又能通脉。草名金沸，功用相仿。

【现代药理研究】

旋覆花含有黄酮类、糖类等化学成分。动物实验显示，旋覆花对小鼠具有镇咳、祛痰、解痉的作用，尚有抗炎、抗微生物、调节免疫、保肝等功效。

【柴师论药】

"诸花皆升，旋覆独降；诸子皆降，苍耳独升。"柴师认为，这个说法虽然不够准确，但从一定程度上反映了旋覆花的作用特点。旋覆花为菊科植物旋覆花的头状花序，也叫金沸花。虽为花类药，但与大多数花类具有升浮之性不同，旋覆花具有沉降之性，以降逆止呕为其功效特点，最有代表性的方剂是《伤寒论》中的旋覆代赭汤。

旋覆花，性微温，味苦、咸，味苦则降，咸以软坚，临床多用于痰浊上犯的咳喘或胃气上逆的呕吐，但柴师将其列为妊娠禁忌药，不可用于妊娠呕吐。正如《本草汇言》谓之"咸以软坚散痞，性利下气行痰水，实消伐之药也"，恐对胎儿有损。此时柴师常选用竹茹、黄芩、荷叶等轻清之品，以除秽止呕。

对于非妊娠期的呃逆，柴师常以旋覆花和桔梗同用，一升一降，调节气机，降逆止呕。旋覆花、桔梗的组合柴师还常用于梅核气的治疗，梅核气多因情志不畅，肝气郁结，津液不得输布，凝结成痰，痰气结于咽喉所致，旋覆花降气化痰、味咸消痰，桔梗化痰调整气机，这类患者多病史较长，久病必瘀，此时柴师多加用合欢皮，以疏肝理气、活血化瘀，临床疗效满意。

柴师强调，现今女性患者多性格焦躁，多为各种因素，如过劳、多孕多产等导致阴血亏虚、水不涵木，为虚证，而旋覆花治以攻伐之力，故不用，唯实证可用之。如临床常见的由于"二阳致病"所致的闭经，多见于多囊卵巢综合征或卵巢早衰的患者，常伴有大便秘结、舌苔厚腻，此时柴师用味咸、性微温的旋覆花，取其咸以软坚降浊，温可宣通壅滞，从而达到化湿浊又能通经之效。

【柴师常用量】10g。

益母草

【处方用名】益母草、坤草。

【基原】为唇形科植物益母草的新鲜或干燥地上部分。

【性味归经】苦、辛，微寒。归肝、心包经。

【功能主治】活血调经，利尿消肿，清热解毒。用于月经不调，痛经经闭，恶露不尽，水肿尿少，疮疡肿毒。

【用法用量】9～30g；鲜品12～40g。

【经典论述】

《唐本草》：敷丁肿，服汁使丁肿毒内消；又下子死腹中，主产后胀闷；诸杂毒肿，丹游等肿；取汁如豆滴耳中，主聤耳；中虺蛇毒，敷之。

《本草衍义》：治产前产后诸疾，行血养血；难产作膏服。

《本草蒙筌》：去死胎，安生胎，行瘀血，生新血。治小儿疳痢。

《本草纲目》：活血，破血，调经，解毒。治胎漏产难，胎衣不下，血晕，血风，血痛，崩中漏下，尿血，泻血，痢，疳，痔疾，打仆内损瘀血，大便、小便不通。

《本草正》：性滑而利，善调女人胎产诸证，故有益母之号。

《本草汇言》：益母草，行血养血，行血而不伤新血，养血而不滞瘀血，诚为血家之圣药也……习俗以为益母草有益于妇人，专一血分，故屡用之。然性善行走，能行血通经，消瘀逐滞甚捷，观其治疗肿痈疽，眼目血障，则行血活血可知矣。产后诸疾，因血滞气脉不和者，用之相宜。若执益母之名，施于胎前之病，血虚形怯，营阴不足者；肝虚血少，瞳仁散大者；血脱血崩，阳竭阴走者，概而与之，未尝不取咎也。

《本草新编》：胎前、产后，皆可用之，去死胎最效，行瘀生新，亦能下乳。其名益母，有益于妇人不浅。然不佐之归、芎、参、术，单味未能取胜。前人言其胎前无滞，产后无虚，谓其行中有补也。但益母草实非补物，止能佐补药以收功，故不宜多用。大约入诸补剂之中，以三钱为率，可从中再减，断不可此外更增。或问益母草，以益母得名，宜其有益于产母。今人未产之前用之，犹曰治产母也，无孕之妇人杂然并进，益母之谓何？曰：益母草，实不止专益于产母。凡无产之妇，均能受益。盖益母草治妇人之病，居十之七，治产母之病，反不过十之三。无产之妇，可以多用，而有产之妇，转宜少用耳。

《本草便读》：益母草消瘀化水，是其所长。以产母必有瘀浊停留，此物能消之化之，邪去则母受益，故有益母之名。凡花皆散，故可兼表，凡子皆润，而带甘味，故可兼补。然一本之物，总不越消水行血，进退而已。无瘀滞者不宜用之。

《辨药指南》：以此活血行气而不推荡，使血气疏通以除凝滞，大有益于阴分，故云有补阴之功。此非濡润之物，体本枝叶，仅可通散，不可滋补，唯用之疏滞气，即所以养真气，用之行瘀血，即所以生新血耳。

【 现代药理研究 】

益母草含有益母草碱、水苏碱、益母草定、益母草宁等多种生物碱，其有效成分为益母草碱。益母草煎剂及其酒精浸膏对多种动物的子宫均呈兴奋作用，能使不规则自发性收缩的子宫变成有规律收缩的子宫，且使收缩幅度增大，对小白鼠有一定的抗着床和抗早孕作用。益母草总生物碱还能够抑制大鼠子宫痉挛。益母草能升高大鼠体内孕激素水平，但对大鼠体内雌激素无明显的影响。

益母草尚有抗炎、扩血管、抗血小板聚集、抗血栓形成、改善冠脉循环和保护心脏等功效。

益母草的浸膏液有明显的杀精作用，杀精效果随药物浓度增加而增加。益母草与微波辐射协同有促进小鼠睾丸细胞凋亡作用，说明本品对雄性生殖系统有毒性。

【 柴师论药 】

益母草为柴师临床常用活血化瘀药之一。益母草味辛、苦，微寒，柴师特别注重其"微寒"之性在相似药物中的优势，因为微寒的活血化瘀药在妇科疾病血瘀证的临床诊治中既可活血祛瘀又不伤阴血，这跟柴师一贯秉承的女性患者生理病理特点为"阴常不足"、选药用药不忘顾护阴血的学术思想是一致的。柴师概括其主要功效是养血、活血、利水。

柴师曾于20世纪50年代做过益母草用药剂量的临床观察，结果发现：益母草用量在15g时可以有效帮助流产后残留物的排出，当用量用至30～60g时，反而不利于宫内残留物的排出。柴师推测可能的原因是小剂量的益母草可促进子宫收缩，排出残留物以助子宫复旧；大剂量的益母草则可能使子宫呈强直收缩，反而无法排出宫内残留物。鉴于此认识，柴师认为临床用益母草的活血化瘀功效，常用剂量10g足矣，若想增强活血化瘀的力量，可以根据具体病症或用益母草配伍丹参、泽兰或用益母草配伍当归、川芎等，以协同增效，而不是一味增加单味药物的剂量。所谓的益母草有养血作用，当从祛瘀生新来理解，益母草本身不具备补益药的特性。

关于益母草，柴师临床最常用的组合是益母草和阿胶珠，她认为可以作为临床的药对进行使用，可用于因内分泌失调导致子宫内膜不规则增生且临床症状为阴道不规则出血者，以及人工流产后、药物流产后、自然流产后的出血且B超检查宫腔内见或未见残留者，都可以在辨证的基础上加上本药对。其中益母草活血化瘀，促进子宫收缩，祛瘀生新；阿胶珠为滑利、益阴之品。两药合用，活血行血，补血止血，养血扶正而不留瘀，邪去正安而病除。如果出血时间比较长，柴师常再加一味金银花，以清热解毒，从西医学的角度可理解为预防宫腔感染的发生。柴师选用金银花也是来源于临床观察到长期出血的患者，诊刮后的病理回报常常伴有子宫内膜的炎症。

【柴师常用量】6～10g。

茵　陈

【处方用名】茵陈、绵茵陈、茵陈蒿。

【基原】为菊科植物茵陈蒿的干燥地上部分。

【性味归经】苦、辛，微寒。归脾、胃、肝、胆经。

【功能主治】清利湿热，利胆退黄。用于黄疸尿少，湿温暑湿，湿疮瘙痒。

【用法用量】6～15g。外用适量，煎汤熏洗。

【经典论述】

《神农本草经》：主风湿寒热邪气，热结黄疸。

《名医别录》：主治通身发黄，小便不利，除头热，去伏瘕。

《雷公炮制药性解》：茵陈专理溲便，本为膀胱之剂，又何以治疸？盖疸之为病，脾受伤也，而脾之所恶，湿乘土也，得茵陈以利水，则湿去土安，而疸自愈矣！

《长沙药解》：利水道而泻湿淫，消瘀热而退黄疸。

《本草正义》：味淡利水，乃治脾胃二家湿热之专药。湿疸、酒疸，身黄溲赤如酱，皆胃土蕴湿积热之证，古今皆以此物为主，其效甚速。荡涤肠胃，外达皮毛，非此不可。盖行水最捷，故凡下焦湿热瘙痒，及足胫浮肿，湿疮流水，并皆治之。

《本草便读》：下通水道，治湿热之黄瘅，上入阳明，味苦寒而无毒，兼能达表，专主分消（茵陈，此草似青蒿而不香，叶背色白，经冬不死，至春则更因旧苗而生新苗，故有因陈之名。性味苦寒，能升能降，功专发汗利水，为治湿病、黄瘅之要药，然苦寒中亦兼有微辛微香，其形质性味，与青蒿相似，但青蒿不能治湿，此则治湿为长，一切表里湿热，皆可治之。惟虚寒黄瘅小便自利者当禁之）。

【现代药理研究】

茵陈主要含有香豆素类、黄酮类、酚酸类、色原酮等成分，具有利胆、保肝等多重功效。茵陈的利胆作用主要表现在松弛胆道括约肌、促进胆汁分泌和排泄、增加胆汁中胆酸和胆红素排出量等，其机制可能与调节肝组织细胞黏附因子 -1 的表达有关。茵陈的保肝作用主要体现在保护肝细胞膜完整性及良好的通透性、防止肝细胞坏死、促进肝细胞再生及改善肝脏微循环、抑制葡萄糖醛酸酶活性、增强肝脏解毒等方面。动物实验表明，茵陈具有良好的解热、镇痛、消炎作用，可阻滞分裂素活化蛋白激酶介导的通路，降低真核细胞的转录因子的活化率，抑制炎性递质的表达和生成。此外，茵陈尚具有抗肿瘤、免疫抑制、降血压、降血脂、抗凝等作用。

【柴师论药】

茵陈的主要功效是清热利湿、退黄疸，是利胆退黄的要药。笔者跟诊时，柴师谈及茵陈时曾回忆起肝病大家关幼波，关老在研究肝癌治疗时体会到此时的黄疸为湿热痰瘀阻滞，导致黄疸胶固难化，在治疗过程中需巧用治痰之法，常用茵陈配伍杏仁，这种配伍是关老"治黄要化痰，痰化黄易散"思想的体现。

柴师治疗妇科疾病的时候，清热利湿药当中茵陈的使用频率很高。女性患者湿热下聚或内蕴时，单纯清热，药用寒凉，易阻遏气血；湿为阴邪，当以温药和之，温药则易伤阴，故柴师用一味茵陈，性微寒、味辛，寒可去热，辛者散也，可清热且散表里之湿。这样既没有寒凉阻遏之虑，亦无温热伤阴之弊。且柴师认为茵陈善走中焦，妇科疾病病位偏下，可加香附，香附走下，二者合用可理气、除湿。

对于湿邪偏重的患者，用茵陈祛湿的同时常会配伍荷叶或扁豆，但应注意，此时不宜用滋腻药物。

此外，夏日暑湿外感，柴师亦常以茵陈和佩兰同用来治疗，茵陈清热利湿，佩兰解表化湿祛暑，需注意佩兰易汗出，用量益小，柴师一般不超过 3g。

【柴师常用量】10g。

淫羊藿

【处方用名】淫羊藿、仙灵脾、炙淫羊藿、炒淫羊藿、酒淫羊藿。

【基原】为小檗科植物淫羊藿的干燥叶。

【性味归经】辛、甘，温。归肝、肾经。

【功能主治】补肾阳，强筋骨，祛风湿。用于肾阳虚衰，阳痿遗精，筋骨痿软，风湿痹痛，麻木拘挛。

【用法用量】3～9g。

【经典论述】

《神农本草经》：主阴痿绝伤，茎中痛。利小便，益气力，强志。

《本草纲目》：淫羊藿，性温不寒，能益精气，真阳不足者宜之。

《药性解》：淫羊藿，味辛，性温，无毒，入肾经。主绝阳不起、绝阴不育、茎中作痛、小便不利，益气力，坚筋骨。丈夫久服，令人无子。山药、紫芝为使，得酒良。一名仙灵脾。

按：仙灵脾入肾而主绝阳等症，其为补也明甚，乃继之曰久服无子，毋乃惑乎。不知此剂专助相火，令人淫欲不休，欲太甚则精气耗，经曰：因而强力，肾气乃伤，高骨乃坏。且命门之火，乘水之衰挟土来克，生之不保，其能嗣耶。

《本草正义》：淫羊藿，禀性辛温，专壮肾阳，故主阴痿，曰绝伤者，即阳事之绝伤也。茎中痛，亦肾脏之虚寒。利小便者，指老人及虚寒人之阳事不振，小便滴沥者言之，得其补助肾阳而小便自利，非湿热蕴结，水道赤涩者可比，读书慎勿误会。益气力、强志、坚筋骨，皆元阳振作之功，然虚寒者固其所宜，而阴精不充，真阳不固者，万不可为揠苗之助长也。消瘰疬、赤痢，盖亦因其温通气血，故能消化凝结。然瘰疬之病，由于阴血不充，肝阳燔灼，而煎熬津液，凝结痰浊者为多，幸勿误读古书，反以助其烈焰。

《得配本草》：巴戟、锁阳、仙茅、淫羊藿，均须生地汁浸透，焙干用。再重用滋阴之剂，以制其热，庶无阳旺阴亏之患。今人动以此为种子良方，服之者多致阳亢阴竭，精液干涸，反受其害，则惑之甚者也。

【现代药理研究】

淫羊藿中含有淫羊藿总黄酮、淫羊藿苷、淫羊藿多糖及其他生物活性成分。淫羊藿多糖有调节免疫、抗病毒、抗衰老的功效；淫羊藿苷为淫羊藿的干燥茎叶提取物，淫羊藿苷对心脏具有明显的保护和增强作用，可增加心脑血管血流量，促进造血功能，还有补肾壮阳、抗衰老等功效。

淫羊藿的药理作用：①对生殖系统的作用：动物实验显示淫羊藿可延缓性腺衰老，防止睾丸退行性变化，并增加精子数量。②淫羊藿对骨骼系统有直接的影响：有研究证明，淫羊藿可以明显促进家兔骨折愈合，淫羊藿总黄酮可以维持骨代谢的正平衡状态，减少骨量丢失，从而防止骨质疏松的发生，而且淫羊藿总黄酮可以降低肾上腺皮质激素所致的骨坏死的发病率。③对心血管系统的作用：可以起到降低血脂、血压和胆固醇的作用。④抗衰老作用：淫羊藿黄酮可以对抗免疫衰老的主要指标，减少肝脏过氧化脂质的形成，并减少心、肝等组织的脂褐色素形成，消除自由基，保护细胞免遭氧自由基损害，进而延缓器官和整个机体的衰老。

【柴师论药】

淫羊藿，陶弘景曾言："服此使人好为阴阳。西川北部有淫羊，一日百遍合，盖食藿所致，故名淫羊藿。"又名仙灵脾，柴师处方习惯用仙灵脾。

柴师认为，仙灵脾为纯阳之品，不是一般意义上的补肾、补肾阳，本品针对的是涉及生殖能力，或者说性功能方面的肾阳，也即是通俗意义上的壮阳药，所以柴师常将仙灵脾的作用描述为"兴阳"或"鼓动阳气"。现代药理研究也证实仙灵脾提取液具有雄激素样作用。临床研究已经发现仙灵脾可以促进精液的分泌、增加精子的数量和活力，为男科常用药。柴师提醒我们正是仙灵脾的这些特点，所以本品于男性青少年患者应当慎用或不用，如需补肾，可用川续断、桑寄生、枸杞子等药物。而对于老年男性（60岁以上者），若有阳痿症状，柴师认为医者当本着保其性命、延其寿命的目的助其健康，而非助长欲望。若为纵欲而服用此类壮阳的中药，最终将致"促命期"。至于中青年男性肾阳不足所致腰膝冷痛、风湿痹痛、阳痿等症，用仙灵脾可令其阳兴且筋骨健。

柴师临床常提醒我们勿忘"阴常不足"为女性的生理和病理特点，而仙灵脾的温燥之性很强，妇科用本品目的多为兴发肾气，取其鼓动阳气以达气化之功效，前提是阴血相对充足。用量宜小，一般不超过6g，常配伍熟地黄等滋阴养血药同用。正如《得配本草》所言，仙灵脾宜"重用滋阴之剂，以制其热，庶无阳旺阴亏之患"，过用"多致阳亢阴竭，精液干涸，反受其害"。

仙灵脾与桃仁、熟地黄同用，是柴师临床的一组经验用药，主要用于不孕或月经失调，同时合并子宫内膜异位症、盆腔炎、子宫内膜结核、甲亢等病的患者，临床见基础体温基线偏高。柴师认为基础体温基线高的本质为肾阴不足，阴不敛阳，虚阳上越，单纯清热或滋阴效果欠理想。仙灵脾味辛、甘，性温，以从其性，走血脉，鼓动气化；熟地黄味甘，性微温，补血养阴，填精益髓，尤其是熟地黄大补肾阴，以敛虚阳；桃仁味苦，性平，入血分，有引阳入阴之妙。三药配伍补阴潜阳，基础体温得以恢复正常。此乃临床所见，其机理尚待进一步总结。

【柴师常用量】3～5g。

郁　金

【处方用名】郁金、玉金。

【基原】为姜科植物温郁金的干燥块根。

【性味归经】辛、苦，寒。归肝、心、肺经。

【功能主治】活血止痛，行气解郁，清心凉血，利胆退黄。用于胸胁刺痛，胸痹心痛，经闭痛经，乳房胀痛，热病神昏，癫痫发狂，血热吐衄，黄疸尿赤。

【用法用量】3 ～ 10g。

【经典论述】

《唐本草》：主血积，下气，生肌，止血，破恶血，血淋，尿血，金疮。

《药性论》：治女人宿血气心痛，冷气结聚，温醋摩服之。

《本草衍义补遗》：治郁遏不能散。

《本草纲目》：治血气心腹痛，产后败血冲心欲死，失心颠狂。

《雷公炮制药性解》：主下气破血开郁，疗尿血淋血金疮，楚产蝉肚者佳。按：郁金《本草》言其性寒，自《药性论》始言其治冷气，今观其主疗，都是辛散之用，性寒而能之乎？夫肺主气，心主血，郁金能行气血，故两入之。丹溪云：属火而有土与水，古人用以治郁遏不散者，故名。

《本草正》：止吐血，衄血；单用治妇人冷气血积，结聚气滞，心腹作痛。

《本草新编》：血家要药。又能开郁通滞气，故治郁需之，然而，终不可轻用也。因其气味寒凉，有损胃中生气，郁未必开，而胃气先弱，殊失养生之道矣。至于破血、禁血、止血，亦一时权宜之用，病去即已，而不可恃之为家常日用也……夫郁金解郁，全恃补剂，无补剂则郁不能开，多补剂则郁且使闭。故郁金可暂用于补之中，而不可久用于补之内……夫郁金乃入血分之气药，其治诸血症，正因血之上行，皆属于内热火炎。郁金能降气，而火自降矣，况性又入血分，故能降下火气，则血自安经而不妄动也。丹溪之论，唯真正阴虚火动，以致呕血、咯血，非关气分之拂逆者，则宜忌之耳。

《本草备要》：行气，解郁；泄血，破瘀。凉心热，散肝郁。治妇人经脉逆行。

《神农本草经读》：郁金，气味苦寒者，谓气寒而善降，味苦而善泄也……若经水不调，因实而闭者，不妨以此决之，若因虚而闭者，是其寇仇。且病起于郁者，即《内经》所谓二阳之病发心脾，大有深旨，若错认此药为解郁而频用之，十不救一。至于怀孕，最忌攻破，此药更不可以沾唇。即在产后，非热结停瘀者，亦不可轻用。若外邪未净者，以此擅攻其内，则邪气乘虚而内陷。若气血两虚者，以此重虚其虚，则气血无根而暴脱。此女科习用郁金之害人也。

《本草思辨录》：郁金苦寒而外黄内赤，性复轻扬，故入心去恶血，解心包络之热。其治淋血尿血与妇人经脉逆行，皆相因而致之效，是为心家之血药。

【现代药理研究】

郁金含有姜黄素、萜类化合物、芳香族化合物、脂肪族化合物、微量元素、多糖等成分。在循环系统方面，郁金具有抗心肌缺血、扩张血管、抗血栓形成的作用。郁金还能够明显改善脂代谢，动物实验显示，郁金提取物可降低大鼠血清总胆固醇、甘油三酯和低密度脂蛋白的含量，提高血清高密度脂蛋白含量。郁金尚有保护肝细胞、抑菌、抗炎、抗氧化的功效。现代药理研究显示郁金有抗早孕的作用。

【柴师论药】

郁金具有活血止痛、行气解郁之效，是妇科常用的一味活血化瘀药，柴师临床亦常用于围绝经期患者，用其疏肝解郁、清心除烦。柴师分析其有以下特点。

从功效上看，郁金可以说是血中气药，既走气分以疏肝理气解郁，又可入血分以凉血活血、化瘀止痛。与同是血中气药的川芎相比，郁金的作用部位偏中上焦，即胸腹部的瘀滞，柴师常用郁金配浙贝母来治疗乳腺结节、乳腺增生等乳腺相关疾病；而川芎是"上达颠顶、下入血海"，可用于全身各部位的瘀滞。

从性味、归经上看，郁金药性寒凉，兼有辛、苦之味，主入心、肝二经，寒则清热，味辛则散，味苦则降，故郁金可凉血活血，清心、肝之热而安神。柴师临床运用郁金时特别注意患者的年龄段，郁金很少用于青少年患者，常用于中年及中年以上的女性患者。柴师认为青少年之"郁"，多因少不更事而郁在气分，用绿萼梅、月季花、香附、合欢皮之类，稍做疏解即可。柴师强调，对青少年患者不用玫瑰花疏肝解郁，因其虽有疏肝之功效，但活血之力强，虑其影响正常的月经周期和经量。

中年以后的女性患者，多经历经带胎产，或工作压力大，或情感挫折等，生理特点已是阴血亏虚，加之诸多因素数伤阴血，水不涵木，肝无所养则急，郁而化热，此时用郁金疏肝清热、化瘀而不伤阴血为最宜。但毕竟郁金有辛散之性，用量不宜过大，柴师建议不超过10g，常用6g。

现代药理研究显示郁金具有抗早孕的作用，柴师将其归入妊娠禁忌药。对于有生育要求的患者，如果监测基础体温发现体温已经上升者，柴师亦不用郁金。

【柴师常用量】6g。

月季花

【处方用名】月季花、四季花。

【基原】为蔷薇科植物月季的干燥花。

【性味归经】甘，温。归肝经。

【功能主治】活血调经，疏肝解郁。用于气滞血瘀，月经不调，痛经，闭经，胸胁胀痛。

【用法用量】3～6g。

【经典论述】

《本草纲目》：活血，消肿，敷毒。

《本经逢原》：月季花为活血之良药。捣敷肿疡用之。痘疮触犯经月之气而伏陷者，用以加入汤药即起。以其月之开放，不失经行常度，虽云取义，亦活血之力也。

《分类草药性》：止血。治红崩、白带。

《泉州本草》：通经活血化瘀，清肠胃湿热，泻肺火，止咳，止血止痛，消痈毒。治肺虚咳嗽咯血，痢疾，瘰疬溃烂，痈疽肿毒，妇女月经不调。

【现代药理研究】

月季花的主要成分包括黄酮、黄酮苷、酚酸类化合物，以及芳香油、鞣质、色素等。现代药理研究证明，月季花可抑制血小板聚集、降低血管通透性；月季花还具有抗肿瘤作用，能够抑制人卵巢癌、乳腺癌细胞增殖。此外，月季花尚有利尿、抗氧化、增强机体免疫功能、抗真菌、抗病毒的功效。

【柴师论药】

月季花味甘、淡、微苦，性平，归肝经，具有活血调经、疏肝解郁、消肿解毒的功效。由于月季花的祛瘀、行气、止痛作用明显，故常被用于治疗月经不调、痛经等病症，是治疗气血不和引起月经病的良药。

柴师主要将其用于调经，取其"月季"之名之意，其开花一月一次如月经一月一行，取类比象，常用于月经量少、月经后期等病。

柴师妇科常用于调经的花类药物有月季花、玫瑰花和绿萼梅，三者有相似又各有特点。相似之处为均走肝经、入血分，有疏肝理气和活血作用。

月季花，柴师常用于月经后期、月经量少且年龄在中青年以下的患者，考虑月季花性偏温，理气解郁的功效较强，而这个年龄段的女性阴血损耗相对较少。玫瑰花对月经量少、周期延长伴有面部色斑的患者较为适宜，由于玫瑰花的活血力量较强，对月经量多、月经先期的患者不宜，故柴师不建议患者自行将其作为代茶饮或保健品来使用，作为药品，还是应在医生的指导下服用。且即使对症，也不宜长期使用，否则有导致不正常出血的可能。绿萼梅，芳香之味较浓，理气疏肝，性偏凉，没有辛散之性，柴师常用于中年后期及绝经后肝肾阴血相对不足的患者，取其可以调节肝肾、疏解郁闷、安神、清肝热。

【柴师常用量】6g。

泽　泻

【处方用名】泽泻。

【基原】为泽泻科植物泽泻的干燥块茎。

【性味归经】甘、淡，寒。归肾、膀胱经。

【功能主治】利水渗湿，泄热，化浊降脂。用于小便不利，水肿胀满，泄泻尿少，痰饮眩晕，热淋涩痛，高脂血症。

【用法用量】6～10g。

【经典论述】

《神农本草经》：主风寒湿痹，乳难，消水，养五脏，益气力，肥健。

《名医别录》：补虚损五劳，除五脏痞满，起阴气，止泄精、消渴、淋沥，逐膀胱、三焦停水。

《药性论》：主肾虚精自出，治五淋，利膀胱热，宣通水道。

《日华子本草》：治五劳七伤，主头旋、耳虚鸣，筋骨挛缩，通小肠，止遗沥、尿血。

《珍珠囊补遗药性赋》：降也，阳中之阴也。其用有四：去胞垢而生新水；退阴汗而止虚烦；主小便淋涩为仙药；疗水病湿肿为灵丹。

《本草纲目》：渗湿热，行痰饮，止呕吐，泻痢，疝痛，脚气。

《神农本草经百种录》：泽泻乃通利脾胃之药，以其淡渗能利土中之水，水去则土燥而气充，脾恶湿故也。但气湿必自膀胱而出，泽泻能下达膀胱，故又为膀胱之药。

《本草便读》：咸寒入肾，治相火之阳邪；甘淡通淋，渗膀胱之湿热（泽泻甘淡咸寒，入肾与膀胱导下焦水湿垢浊，自然湿热除，相火降，邪去则正受益，故补肾药中，每每相兼用之。非泽泻真有补性也，不过一于利水而已）。

【现代药理研究】

泽泻中主要含有三萜类、倍半萜类、二萜类等物质。萜类化合物能够抑制交感神经释放去甲肾上腺素、阻滞钙离子，具有显著的降血压作用。泽泻醇乙酸酯类化合物可抑制三酰甘油的吸收并促进其消除，有效降低健康人血液中总胆固醇、载脂蛋白 B、低密度脂蛋白等物质的含量。泽泻醇提取物能够促进胰岛素的释放，显著降低机体内血糖和血脂的含量。泽泻醇 A-24- 醋酸酯还能直接作用于肾小管的收集管，抑制钾离子及酸的排泄，同时抑制钠离子的重吸收而产生利尿作用。泽泻亦可通过改变红细胞的变形性及其他血液流变特性的异常来抗氧化损伤并保护血管内皮细胞。泽泻尚有抗草酸钙结石、免疫调节、抗炎、抗肾炎、抗肿瘤、减肥等作用。

【柴师论药】

泽泻性寒，入肾、膀胱经。《药性赋》云"泽泻利水通淋而补阴不足"，柴师认为，泽泻有利水之效，具走下之性，虽古籍中多有利水补阴之说，但利水多伤阴，泽泻本身并非补阴之品。

柴师临证常将泽泻与桂枝配伍用于多囊卵巢综合征的治疗，该病柴师认为其主要病机为脾肾不足，水湿停聚，胞脉受阻，故用泽泻利水、桂枝温通以助气化，二者合用以温化水湿。

柴师认为泽泻有泄热通利下窍的作用，对妊娠和崩漏的患者，一般不用本品。

中医学认为，肾主生殖，若相火旺动，在幼儿可见小儿性早熟，成人可见性欲过强、阳强等病症。而泽泻入肾，性寒，可泻肾火，柴师临床常以泽泻和黄柏、寒水石等配伍使用，疗效满意。治疗小儿性早熟时柴师强调用药需注意患儿年龄，勿过用苦寒，折杀肾气，影响患儿正常发育。又因其泻肾火，柴师经常提醒学生治疗月经不规律的患者时，有妊娠可能者不用泽泻，以免影响胚胎的着床和发育。

同时，肾又主骨生髓，泽泻泻肾火，利水兼入血分，柴师据此用于治疗血小板增多症获效，同时也提醒学生若血小板减少的患者当避免使用本品。

柴师一贯主张用药有度，反对超剂量使用单味药。以泽泻为例，如需加强利水之功效，不用泽泻 30g，可将泽泻、猪苓、茯苓、瞿麦四药同用，药物药量均为常规剂量，安全且协同增效。

【柴师常用量】 6 ～ 10g。

竹 茹

【处方用名】竹茹、青竹茹、淡竹茹、竹二青。

【基原】为禾本科植物淡竹的茎秆的干燥中间层。

【性味归经】甘，微寒。归肺、胃、心、胆经。

【功能主治】清热化痰，除烦，止呕。用于痰热咳嗽，胆火夹痰，惊悸不宁，心烦失眠，中风痰迷，舌强不语，胃热呕吐，妊娠恶阻，胎动不安。

【用法用量】5 ～ 10g。

【经典论述】

《名医别录》：主呕啘，温气寒热，吐血，崩中溢筋。

《本草蒙筌》：主胃热呃逆，疗噎膈呕啘。

《本草纲目》：治伤寒劳复，小儿热痫，妇人胎动。

《本草分经》：开胃郁，清肺燥，凉血，除上焦烦热，兼清肝火，凉胎气。

《本草述》：除胃烦不眠，疗妊娠烦躁。

《本经逢原》：竹茹专清胃府之热，为虚烦烦渴、胃虚呕逆之要药，咳逆唾血，产后虚烦，无不宜之……内虚用甘以安中，闷乱用淡以清胃，各有至理存焉。其性虽寒而滑能利窍，可无郁遏客邪之虑。

【现代药理研究】

竹茹主要含有酚性成分。目前针对竹茹的现代药理研究较少，已知其对枯草杆菌、大肠杆菌及伤寒杆菌等有较强的抗菌作用；还具有抑制cAMP磷酸二酯酶活性的作用。

【柴师论药】

竹茹为甘寒之品，入心、肺、胃经，功效以清热化痰、清心除烦、止呕为主。《药性赋》载竹茹"治虚烦、除哕呕"，柴师认为竹茹尤其善治由胃浊导致的恶心呕吐，为柴师治疗妊娠呕吐的常用药。

以竹茹冠名的经典名方橘皮竹茹汤出自《金匮要略》，原文为"哕逆者，橘皮竹茹汤主之"。本方主要治疗的是胃气阴两虚、胃气不降导致的恶心呕吐等症。方中陈皮和竹茹也是柴师临床的常用配伍。陈皮作用在中焦脾胃，理气和胃，健脾的同时也可降胃气，但降气的作用不强；竹茹有益胃气、清胃热的作用，橘皮竹茹汤是治疗胃虚有热、气逆不降而引起干呕的典型方剂。柴师认为竹茹能清胃热，但不能化胃浊。若患者恶心呕吐、舌苔黏腻，再合砂仁，因砂仁香能入脾，有化浊之功，能止吐泻、化酒食、安胎，三药相合，则可达到理气、化浊、止呕的效果。砂仁其性偏燥，量宜小。

【柴师常用量】3 ～ 6g。

第四章

妇科常见疾病饮食禁忌与常见食物辨析举例

4

第一节　妇科常见疾病饮食禁忌

不良的饮食习惯与疾病的发生和发展密切相关。《黄帝内经》中谓之"阴之五宫，伤在五味"及"谨和五味"；《格致余论》中提出"彼昧者，因纵口味，五味之过，疾病蜂起"及"日节饮食"；《庭训格言》中亦言"人之养身，饮食为要"等。故而在疾病治疗过程中除药物治疗外，对饮食的调理也应加以重视。

柴师主张治病必求其因，询诊时发现许多妇科疾病的形成与患者的不良饮食习惯有关；有的甚至可以追溯到患者母亲在孕产期的不良饮食习惯，如过食膏粱厚味、嗜食辛辣炙煿、不合理进补等。

古言"药食同源"，药可治病，亦可致病，食亦然。柴师在多年的临证中，对常见妇科疾病与饮食习惯之间的关系认识积累了丰富经验，分述如下。

一、多囊卵巢综合征

多囊卵巢综合征为常见的妇科内分泌疾病，临床上以雄激素过高的临床或生化表现、持续无排卵、卵巢多囊改变为特征，常伴有胰岛素抵抗和肥胖。柴师常说，多囊卵巢综合征是"吃出来的"病。多囊卵巢综合征以青春期和育龄期多见，其发病多与不良的饮食习惯有关。青春期发病的患者多有母亲孕期、哺乳期进食不当或幼年喂养不当史；育龄期发病的患者常有嗜食甜食、肉食、油炸食品、辛辣之物，以及暴饮暴食等饮食不当史。

柴师认为，多囊卵巢综合征病机虽复杂，但多以脾肾不足为本，肾虚不能温煦脾阳，脾胃运化无力，痰湿内生，阻滞气血，痰瘀互生，导致本病的发生。高热量食物的摄入或暴饮暴食可增加脾胃负担，大肠传导功能受损，浊热之邪郁结在胃肠，导致冲任失养，最终影响女性月经及生理与生殖功能。这也是柴师"二阳致病"学术观点的体现。

除了因摄入食物热量过高或食量过多导致脾肾两虚、痰湿瘀血互结而发病外，与食物本身的品质也存在一定关系。当代社会，高糖、高脂肪的加工食品中含有大量反式脂肪酸，其与心血管疾病、2 型糖尿病的发生发展及婴儿异常发育等密切相关；油炸食品在油类选取、食品制作过程中也均存在诸多问题，且铝含量严重超标，可影响智力，甚至诱发癌症；肉类食品亦不容乐观，如今市场上的许多肉类食品生长时间较短、激素使用较多，均可影响患者身体健康及促进多囊卵巢综合征的发生与发展。

总之，摄入了自身不能完全消耗的过高热量导致体内浊热毒邪的瘀积，与食物自身携带的"毒"相合，共同作用在胞宫，可发为多囊卵巢综合征。故柴师建议多囊卵巢综合征患者要清淡饮食，三餐适量，少油、少盐，尽量不吃甜食，养成健康的饮食习惯。

二、卵巢早衰

卵巢早衰指女性 40 岁以前出现闭经、促卵泡激素 >40U/L 和雌激素水平降低，并伴有不同程度的围绝经期症状，为早发性卵巢功能不全的终末阶段。

柴师认为，卵巢早衰是由于肾阴不足或肾阳亏虚致胞宫失养所致，以肾阴不足者居多。女性以阴柔为顺，但现代生活节奏快，压力大，导致许多女性出现精神紧张、焦虑、抑郁等情绪波动，加上气候变化、理化因素、手术创伤等现代环境的困扰，内伤七情与外感邪气共同导致肾虚而发病。在饮食结构方面，柴师观察到，卵巢早衰的患者通常嗜食辛辣或酸味食物。醋作为酸味食物的代表，《名医别录》载其味酸温，扁鹊提出，多食醋，则"损人骨"。乌梅作为厥阴病的代表药物，《神农本草经》载其味酸平，《本草乘雅半偈》谓其"主吮泄肾液，以润筋膜"。可见不仅是辛辣刺激之物，酸味食物亦可造成肾中阴液的损伤。且酸伤脾胃，《食疗本草》中认为醋"多食损人胃"，《本草经集注》中记载醋"不可多食之，损人肌脏"，食酸过多影响气血生化，进一步加重阴血的亏损。肾水乏源，则胞宫失养、相火偏亢，可出现闭经、潮热、多汗等症状。因此，对于所有卵巢早衰的患者，应避免食用酸味食品及辛辣刺激之物。

对于肾阴不足的患者，柴师指出应忌温热兴阳的食物。如《本草备要》中有对于虾"壮阳道"的记载，《本草分经》中有对于羊肉"开胃壮阳道"的叙述，柴师也曾提及自己在古籍中读到鸽性淫而易合，古属"淫禽"的说法。另外，对于酒及各类补品，均建议不要食用，这些食物均有兴阳之功，可耗伤阴血。

对于肾阳不足的患者，柴师建议可适当地吃一些虾皮、羊肉等助阳之品，但不宜多食。《傅青主女科》提到"且经原非血也，乃天一之水，出自肾中，是至阴之精而有至阳之气"，一方面，过多的温热之品可能导致肾水枯竭，另一方面，若虚不受补，难免助火而为邪，二者共同作用难免加重病情。

若是闭经而伴有便秘的患者，柴师认为是有热郁结在肠胃，可适当食用鸭肉。《本草分经》云"鸭，甘平微咸，入肺肾血分，补阴除蒸，利水化虚痰"，对患者热郁阴伤的症状有一定的改善作用。此外，柴师不主张吃螃蟹。虽然螃蟹有"解结解血"的功效，但柴师认为螃蟹性寒、助阳，且考虑现代环境污染严重，若螃蟹生长在污染的水域里，势必会导致有害物质在螃蟹体内蓄积，食用对患者不利。

三、妊娠病

柴师认为，妊娠的生理为阴血下聚胞宫以养胎，若阴血不足，则易形成下实上虚的状态，而生相火，热扰血海，而致胎动不安，故自古有"产前远热"的考虑。所以柴师对于妊娠期的患者，一般建议忌辛辣刺激、兴阳动血，以及味过酸之食物。

除了前文所提到的兴阳动血之物外，肉汤、骨髓、茴香、坚果类等温阳的食物一律建议避免食用。温阳动血之物既耗伤血海，也耗散肾气，所谓"壮火散气"，可能使冲任不固，增加滑胎的风险。《本草新编》言核桃"涩能止精，更益肾火"，坚果类食物质润多脂，又多能温肾，造成胞宫的瘀滞，相火燔灼。兴阳动血之物除了可能引起冲任不固而滑胎外，还可能导致腹中胎儿阴分不足，相火偏亢，若再加上儿时喂养不当，食用羊肉、小虾米、鹌鹑等助热动阳之品，使儿童生长发育之初尚未充实的肾气受到干扰，相火妄动，则极易引起性早熟。

柴师考虑到酸味食物具有敛性，敛的过程可能增加子宫反应引起子宫收缩，增加胎动不安的风险。现代研究也表明，乌梅有增强子宫平滑肌收缩的作用。故妊娠期的患者对醋、乌梅、山楂等酸味食物，以及含相应成分的饮品如酸梅汤等均应慎用。

对于妊娠期的患者，豆类食品的选择也需注意。以民众经常食用的豆包为例，当今市场上的豆沙馅多由红小豆或红豆经加工制作而成。红小豆在多部本草专著中均有论述，如《食疗本草》载赤小豆"散气""令人心孔开"，《本草乘雅半偈》曰"为肾之心物，水之用药矣。故主水用不行，致作水肿及痈脓尔"，红豆在《本草新编》中也有"多食亦败血"的记载。

豆类多属肾，无论是红小豆还是红豆都有下血的作用，影响肾精的闭藏，因此对于妊娠期的患者，建议避免食用豆沙，防止发生滑胎。

四、其他妇科常见疾病

异常子宫出血在中医属崩漏范畴。柴师认为，血热妄行和气虚不摄是崩漏的主要原因，尚有阴虚内热、瘀血内阻、湿热蕴结、肝郁化火或以上数证相互兼夹的患者。盆腔炎性疾病属中医妇科不孕症、痛经、癥瘕等范畴，尤其是针对急性盆腔炎的患者，柴师认为湿热、毒热是其主要病因。化火、化热是这些疾病共有的病因病机。因此，柴师建议虾、羊肉、鸽子、酒、辛辣之物、各类补品等兴阳动血的食物应当慎用。

第二节　常见食物辨析举例

鹌　鹑

【别名】鹑、鷻、罗鹑、赤喉鹑、红面鹌鹑。

【基原】为雉科鹌鹑属动物鹌鹑的肉或去羽毛及内脏的全体。

【性味归经】甘，平。归心、肝、脾、肺、肾、大肠经。

【功能主治】益气，止痢，强筋骨。用于脾虚泻痢，小儿疳积，风湿痹证。

【经典论述】

《食疗本草》：补五脏，益中续气，实筋骨，耐寒暑，消结气……四月以后及八月以前，鹑肉不可食之。

《食经》：主赤白下痢，漏下血，暴风湿痹，养肝肺气，利九窍。

《嘉祐本草》：消结热……酥煎，偏令人下肥。四月以前未堪食。

《本草衍义》：小儿患疳及下痢五色，旦旦食之。

《医学入门》：春月不可食。

《医林纂要》：助肝风。

《随息居饮食谱》：和胃消结热，利水化湿，止疟痢，除膨胀，愈久泻。

鹌鹑蛋

【基原】为雉科鹌鹑属动物鹌鹑的卵。

【功能主治】补虚，健胃。用于体虚肺痨，胃脘痛，肋膜炎，失眠。

【柴师论】

鹌鹑、鹌鹑蛋均属兴阳动血之品，易诱发小儿性早熟。柴师曾接诊一位性早熟患者，该幼女从出生6个月起每日食用两个鹌鹑蛋，五六岁时乳房便开始发育。小儿脏腑娇嫩，肾气尚未充实，闭藏之力不足，易受其他因素干扰。鹌鹑、鹌鹑蛋兴阳之力均较大，容易调动小儿体内元阳，导致冲任失养，相火燔灼，可通过影响下丘脑 – 垂体 – 性腺轴的功能，尤其是泌乳素的分泌而诱发小儿性早熟，故柴师不建议幼女食用鹌鹑、鹌鹑蛋。

白鸭肉

【别名】鹜肉。

【基原】为鸭科鸭属动物家鸭的肉。

【性味归经】甘、微咸，平。归肺、脾、肾经。

【功能主治】滋阴养胃，利水消肿。用于劳热骨蒸，咳嗽，水肿。

【经典论述】

《名医别录》：补虚除热，和脏腑，利水道。主小儿惊痫。

《食疗本草》：补中，益气，消食。消毒热，利水道，治小儿热惊痫，头生疮肿。

《本草汇》：滋阴除蒸，化虚痰，止咳嗽。

《本草通玄》：主虚劳骨蒸。

《本经逢原》：温中补虚，扶阳利水，是其本性。男子阳气不振者，食之最宜，患水肿人用之最妥。

《医林纂要》：鸭（肉）能泻肾中之积水妄热，行脉中之邪湿痰沫，故治劳热骨蒸之真阴有亏，以至邪湿之生热者，其长固在于滋阴行水也。去劳热，故治咳嗽，亦治热痢。

《随息居饮食谱》：滋五脏之阴，清虚劳之热，补血行水，养胃生津，止嗽息惊，消螺蛳积。多食滞气，滑肠，凡为阳虚脾弱，外感未清，痞胀脚气，便泻、肠风皆忌之。

【柴师论】

柴师认为，鸭肉入血分，既能除血分郁热，利水化痰，又能补阴，对内有郁热兼有阴伤者尤宜。且鸭肉性平，体质偏盛、各年龄段患者均可适量食用。

赤小豆

【别名】小豆、赤豆、红豆、红小豆、猪肝赤、杜赤豆。

【基原】为豆科豇豆属植物赤小豆和赤豆的种子。

【性味归经】甘、酸，微寒。归心、小肠、脾经。

【功能主治】利水消肿退黄，清热解毒消痈。用于水肿，脚气，黄疸，淋病，便血，肿毒疮疡，癣疹。

【经典论述】

《神农本草经》：主下水，排痈肿脓血。

《名医别录》：主寒热，热中，消渴，止泄，利小便，吐逆，卒澼，下胀满。

《药性论》：消热毒痈肿，散恶血不尽，烦满。治水肿皮肌胀满。捣薄涂痈肿上。主小儿急黄、烂疮，取汁令洗之，不过三度差。能令人美食。末与鸡子白调涂热毒痈肿。通气，健脾胃。

《食疗本草》：散气，去关节烦热，令人心孔开，止小便数。

《本草衍义》：食之行小便，久则虚人，令人黑瘦枯燥。

《本草纲目》：辟温疫，治产难，下胞衣，通乳汁。

《本草新编》：下水，治黄烂疮，解酒醉，燥湿浸手足肿大，疗香港脚入脐高突。但专利水逐津，久服令人枯燥，亦可暂用以利水，而不可久用以渗湿。湿症多属气虚，气虚利水，转利转虚，而湿愈不能去矣，况赤小豆专利下体之水，而不能利上身之湿。盖下体之湿，真湿也，用之而效。上身之湿，虚湿也，用之而益甚，不可不辨也。

【柴师论】

赤小豆，色赤入血分，有行水、散血、渗津液的作用。跟师期间笔者曾遇一例因连续使用红豆沙包而出现阴道出血、小腹坠痛的妊娠患者，故印象深刻。柴师认为，赤小豆有动血之性，多食易扰动血海而致胞宫不宁，故对妊娠患者或崩漏患者，柴师均不建议过多食用。

醋

【别名】苦酒、醯酰、淳酢、米醋。

【基原】为用高粱、米、大麦、小米、玉米或低度白酒为原材料酿制而成的含有乙酸的液体。

【性味归经】酸、甘，温。归肝、胃经。

【功能主治】散瘀消积，止血，安蛔，解毒。用于产后血晕，癥瘕积聚，吐血，衄血，便血，虫积腹痛，鱼肉菜毒，痈肿疮毒。

【经典论述】

《名医别录》：消痈肿，散水气，杀邪毒。

《备急千金要方》：治血运。

《本草拾遗》：破血运，除癥决坚积，消食，杀恶毒，破结气，心中酸水痰饮。

《日华子本草》：治产后妇人并伤损，及金疮血运，下气除烦，破癥结。治妇人心痛，助诸药力，杀一切鱼肉菜毒。

《本草衍义》：产妇房中常得醋气则为佳，酸益血也。磨雄黄涂蜂虿，亦取其收而不散也。

《本草蒙筌》：致疾以渐，人所不知。盖酸收也，甘滞也。苟远而不用，亦却疾一端。然食多齿软者，因水生木，水气弱，木气盛，故如是尔。齿属肾水，酸助肝木，安得不然。

《本草纲目》：治诸疮肿积块，心腹疼痛，痰水血病，杀鱼肉菜及诸虫毒气，无非取其酸收之意，而又有散瘀、解毒之功。

《本草汇言》：专取其敛正气，散一切恶水血痰之妙用也。

《本草经疏》：经曰，酸走筋，筋病毋多食酸。凡筋挛偏痹，手足屈伸不便，皆忌之。又曰，味过于酸，肝气以津，脾气乃绝，多食酸则肉胝而唇揭。言能助肝贼脾，凡脾病者亦不宜过食。

《本草新编》：尤走肝脏。散水气，杀邪毒，消痈肿，敛咽疮，祛胃脘气疼并坚积癥块，治产后血晕及伤损金疮。

《本草求真》：酸主敛，故书多载散瘀解毒，下气消食……至醋既酸（收），又云能散痈肿者，以消则内散，溃则外散，收处即是散处故耳。

《本草便读》：收敛有功。酸温无毒。敷痈化积，得敛极则散之能，止晕固崩，具危而复安之法（醋一名苦酒，米麦皆可为之，味酸微苦，性温。入肝收敛，然敛极则散，故内而破癥瘕，化积聚，皆用醋炒，外而痈肿敷药，皆用醋调，均有深意。或者欲攻欲散，必先敛之，使邪聚而攻散得力，亦是一法。总之当敛者用其敛，当散者用其散，神而明之，存乎其人耳）。

【柴师论】

在临证中柴师发现，卵巢功能减退与患者长期嗜食醋等酸味食物有一定相关性。《备急千金要方》曰："扁鹊云：多食酢，损人骨。"《本草蒙筌》曰："食多齿软者，因水生木，水气弱，木气盛，故如是尔。齿属肾水，酸助肝木。"《本草经疏》明言："味过于酸，肝气以津，脾气乃绝，多食酸则肉胝而唇揭。言能助肝贼脾，凡脾病者亦不宜过食。"过食酸伤肾，且酸助肝木克伐脾土，气血生化乏源，而肾主生殖，女子以血为本，故临床可见月经量少，甚则闭经、不孕等卵巢功能减退表现。

柴师认为，酸味食物具有敛性，敛的过程中可能促进子宫反应，增加子宫收缩，故可增加妊娠期患者胎动不安的风险。此外，对于其他具有酸味的食品、饮品，如柠檬、话梅、山楂、酸梅汤、山楂汁等，亦当慎食。

鸽

【别名】鹁鸽、飞奴。

【基原】为鸠鸽科鸽属动物原鸽、家鸽、岩鸽的肉。

【性味归经】咸，平。归肺、肝、肾经。

【功能主治】滋肾益气，祛风解毒。用于虚羸，消渴，妇女血虚经闭，久疟，恶疮，疥癣。

【经典论述】

《食疗本草》：调精益气，治恶疮疥并风瘙，解一切药毒，白癜、疬疡风炒酒服。敷驴马疥疮亦可……虽益人，缘恐食多减药力。

《本草经疏》：鸽，《本经》虽云调精益气，其用止长于去风解毒。然而未必益人，故孟诜云，食多减药力。今世劳怯人多畜养及煮食之，殊未当也。

《本经逢原》：久患虚羸者，食之有益。

《医林纂要》：食此过多，亦恐气壅。

《本草求真》：补精益气兼除疮疥……味咸气平，性禀金水，故能入肾入肺，为久患虚羸要药。凡人肺肾受伤，多缘精亏气弱，精愈损者，则气益祛，气愈祛者，则精益虚（精无气不行，气无精不附）。

《本草便读》：鸽凡鸟皆雄乘雌，此乃雌乘雄，故其性善淫。咸平无毒，益精补虚，解诸药毒，凡疮疡痘疹疥癣等毒，皆可解之。

鸽　卵

【**别名**】鸽蛋。

【**基原**】为鸠鸽科鸽属动物原鸽和家鸽产的卵。

【**性味归经**】甘、咸，平。归心、肾经。

【**功能主治**】益气，解毒。用于疥疮痘疹。

【**经典论述**】

《本草纲目》：解疮毒、痘毒。

《医林纂要》：可稀痘毒，能补心，去瘀血，生新血，兼解伏毒。

《本草便读》：鸽卵专解痘毒疮毒，小儿食之，可不出痘，即出亦稀。

【**柴师论**】

柴师言曾在古籍中读到，鸽子善于交合，"其性最淫"，而《本草便读》也述："鸽，凡鸟皆雄乘雌，此乃雌乘雄，故其性善淫。"将鸽归为兴阳之品。对于幼儿，柴师不建议食用，恐其启动相火，致小儿性早熟。现代研究已经证实鸽子的嗉囊分泌的泌乳素与人泌乳素结构具有高度相似性，由此推论，过食鸽肉、鸽蛋致小儿性早熟可能与过多的泌乳素影响小儿生殖系统发育有关。

同时，柴师临证也建议患有乳腺结节、乳腺纤维瘤、溢乳等乳腺相关疾病的患者禁食鸽肉、鸽蛋，以免加重病情。

鸡　肉

【别名】家鸡、烛夜。

【基原】为雉科雉属动物家鸡的肉。

【性味归经】甘，温。归脾、胃经。

【功能主治】温中，益气，补精，填髓。用于虚劳羸瘦，病后体虚，食少纳呆，反胃，泻痢，消渴，水肿，小便频数，崩漏，带下，产后乳少。

【经典论述】

《神农本草经》：丹雄鸡：主女人崩中漏下，赤白沃，补虚，温中止血，杀毒。黑雌鸡：主风寒湿痹，安胎。

《名医别录》：丹雄鸡：主久伤乏疮。白雄鸡：主下气，疗狂邪，安五脏，伤中消渴。黄雌鸡：主伤中，消渴，小便数不禁，肠僻泄利，补益五脏，续绝伤，疗劳益气。乌雄鸡：主补中止痛。

《食疗本草》：黄雌鸡：主腹中水癖，水肿……补丈夫阳气，治冷气。瘦着床者，渐渐食之良。乌雌鸡：主除风寒湿痹，治反胃、安胎及腹痛，跌折骨疼，乳痈。

《饮食须知》：善发风助肝火。

《本草纲目》：泰和老鸡：内托小儿痘疮。

《医林纂要》：肥腻壅滞，有外邪者皆忌食之。

《本草求真》：鸡属巽而动风，外应乎木，内通乎肝，得阳气之最早，故先寅而鸣，鸣必鼓翅，火动风生之象，风火易动而易散。人之阳事不力者不宜食鸡，是以昔人有利妇人不利男子之说。而东南之人肝气易动，则生火生痰，病邪得之，为有助也，故阴虚火盛者不宜食鸡，食则风火益助矣。脾胃虚弱者不宜食鸡，食则肝邪益甚，而脾益败矣，昧者不察。既犯阴虚火动脾虚不食两症，又不搏节口腹，反执补虚之说，殊为可惜。至于妇人小产胎动，尤不宜食（食则并，气益动而血益损，脾益虚而胎益堕）。惟有乌骨鸡，别是一种，独得水木之精，性专走肝肾血分，补血益阴，为补虚除痨祛热生津止渴，及下痢噤口带下崩中要药。

《随息居饮食谱》：暖胃，强筋骨，续绝伤，活血调经，拓痈疽，止崩带，节小便频数，主娩后虚羸……多食生热动风。

【柴师论】

临证中，柴师追问多囊卵巢综合征患者的病史时发现，不少患者在幼年时有偏嗜食鸡肉的饮食习惯，尤其是经过油炸或烧烤后的炸鸡、肉串等。柴师认为：一方面，摄入过多热量导致浊热之邪郁结在胃肠，冲任失养；另一方面，现代社会，鸡在饲养过程中接受光照时间长、食用含激素饲料多、生长周期短，常被人为催熟，这种不健康的养殖环境使鸡肉内含有的有害成分较多，不利于人体健康。故柴师不建议女性过多食用鸡肉，特别是幼女。当然，如果是家养的鸡除外。

酒

【基原】为以高粱、大麦、米、甘薯、玉米、葡萄等为原料酿制而成的饮料。

【性味归经】甘、苦、辛，温。有毒。归心、肝、肺、胃经。

【功能主治】 通血脉，行药势。用于风寒痹痛，筋脉挛急，胸痹心痛，脘腹冷痛。

【经典论述】

《本草经集注》：大寒凝海，惟酒不冰，明其热性，独冠群物，药家多须以行其势。

《名医别录》：主行药势，杀百邪恶毒气。

《备急千金要方》：黄帝云，暴下后饮酒者，膈上变为伏热；食生菜饮酒，莫炙腹，令人肠结。扁鹊云，久饮酒者腐肠烂胃，溃髓蒸筋，伤神损寿；醉当风卧，以扇自扇，成恶风；醉以冷水洗浴，成疼痹；饱食讫，多饮水及酒，成痞僻。

孙思邈：止呕哕，摩风痉、腰膝疼痛。空腹饮酒醉，必患呕逆。

《本草拾遗》：通血脉，厚肠胃，润皮肤，散湿气。

《汤液本草》：酒能行诸经不止，与附子相同。味之辛者能散，味苦者能下，味甘者居中而缓也。为导引，可以通行一身之表，至极高分。若味淡者则利小便而速下。

《雷公炮制药性解》：酒之为用，无微不达，故诸经皆入之。主疗虽宏，能发湿中之热，过饮则相火冒炎，肺经受烁，辄致痰嗽。脾因火而困倦，胃因火而呕吐，心因火而昏狂，肝因火而善怒，胆因火死亡立至，可不谨乎？

《食物本草》：酒，人知戒早饮，而不知夜饮更甚，既醉既饱，睡而就枕，热壅伤心伤目，夜气收敛，酒以发之，乱其清明，劳其脾胃，停湿生疮，动火助欲，因而以致病者多矣。

《本经逢原》：糟，烧酒：酒严冬不冰，其气悍以侵明，其性热而升走，醉后则体软神昏，振寒战栗。酒类多种，酝酿各异，甘苦悬殊。甘者性醇，苦者性烈。然必陈久为胜。其色红者，能通血脉，养脾胃。色白者，则升清气益肺胃。至于扶肝气，悦颜色，行药势，辟寒气，其助火邪，资痰湿之性则一。醉当风卧成恶风，醉浴冷水成痹痛，醉饱饮水成癖积，皆宜切慎……烧酒，一名火酒，又名气酒，与火同性，得火则燃。其治阴寒腹痛最捷。然臭毒发沙，误用立毙……糟性最助湿热，病水气浮肿，劳嗽吐血人忌食。

《长沙药解》：酒性辛温宣达，黄者重浊而走血分，白者轻清而走气分，善开闭塞而行经络，暖寒滞而止痛楚，故能治胸痹。今之烧酒，与此证甚宜，用以代之，效更捷也。

《本草便读》：行经络，御风寒。味苦甘辛多蓄热，通血脉，壮心神，气雄刚猛善消愁。（酒用糯米和酒曲酿成，种类颇多，味亦不一，具毒烈之性，有升散之能，少饮之固可行经络、御风寒，壮神活血，过饮则耗散气血、助湿生痰。其酒性虽退，而渣滓日积，留聚胃中，黏腻不化，饮食渐少，脾胃日虚，而成噎膈反胃者多矣。至若烧酒之性，大辛大热，用以散寒开郁，颇有捷效，虽无助湿生痰之害，而毒烈之性，较前为尤盛耳。）

【柴师论】

柴师认为，无论是何种原料制成的酒，都有性热、气悍的特征，属动血之品，过量饮用则耗散气血，且酒易助湿生痰，能够导致多种妇科疾病的发生发展。女人以阴柔为顺，平素本应注重阴血的养护。但现代社会快节奏的生活方式就使许多女性存在精神紧张、焦虑、抑郁等情绪波动，加上气候变化、理化因素、手术创伤等现代环境的困扰，内伤与外感已经导致了阴血的暗耗。为防止阴血的进一步耗损，女性应力所能及避免饮酒，或少量饮酒。否则，久而肾阴亏损，或痰湿阻滞于胞宫，可诱发多种妇科疾病。

辣　椒

【别名】番椒、辣茄、辣虎、腊茄、海椒、辣角、鸡嘴椒、红海椒、辣子、牛角椒、大椒。

【基原】为茄科辣椒属植物辣椒的果实。

【性味归经】辛，热。归脾、胃经。

【功能主治】温中散寒，下气消食。用于胃寒气滞，脘腹胀痛，呕吐，泻痢，风湿痛，冻疮。

【经典论述】

《食物本草》：消宿食，解结气，开胃口，辟邪恶，杀腥气诸毒。

《本草纲目拾遗》：辣茄性热而散，亦能祛水湿。有小童暑月食冷水，卧阴地，至秋疟发，百药罔效，延至初冬，偶食辣酱，颇适口，每食需此，又用以煎粥食，未几，疟自愈。良由胸膈积水，变为冷痰，得辛以散之，故如汤沃雪耳……食之走风动火，病目，发疮痔。凡血虚有火者忌服。

《药性考》：多食眩旋，动火故也。久食发痔，令人齿痛咽肿。

【柴师论】

柴师认为，辣椒性燥热，耗伤阴血，能够诱导各种妇科疾病的发生发展，女性应尽量不食。火锅、麻辣烫等辛辣刺激之物尤其能兴阳动血，对女性阴血的耗伤较大。此外，对于妊娠妇女，辛辣刺激之品可致热扰冲任、血海不宁、相火妄动，增加滑胎风险，故柴师建议处于妊娠期的女性尤其应少食或不食。

虾

【别名】青虾、河虾。

【基原】为长臂虾科沼虾属动物日本沼虾等的全体或肉。

【性味归经】甘，微温。归肝、胃、肾经。

【功能主治】补肾壮阳，通乳，托毒。用于肾虚阳痿，产妇乳少，麻疹透发不畅，阴疽，恶核，丹毒，臁疮。

【经典论述】

《食疗本草》：小儿患赤白游肿，捣碎敷之……动风，发疮疥……无须及煮色白者，不可食。

《本草拾遗》：主五野鸡病。

《本草纲目》：作羹，治鳖癥，托痘疮，下乳汁；法制，壮阳道；煮汁，吐风痰；捣膏，敷虫疽。

《本草备要》：补阳。托痘疮，下浮汁，吐风痰（中风症，以虾半斤，入姜、葱、酱料水煮，先吃虾，次吃汁，以鹅翎探引，吐出痰涎，随证用药），壮阳道。

《本经逢原》：性跳跃，生青熟赤，风火之象。生捣敷小儿赤白游风。绞汁入药，托肿吐风痰，皆取风能胜湿也。制药壮阳，取热能助火也。白者下乳汁，专入气分也。

《随息居饮食谱》：多食发风动疾，生食尤甚，病人忌之。

【柴师论】

柴师认为，虾，其性温，有"补阳""壮阳道"（《本草备要》）之功效；同时虾"性跳跃"，有"风火之象"（《本经逢原》），故属兴阳动血之品，多食易耗伤阴血。故阴血不足者，如崩漏或妊娠患者；或湿热内蕴，如盆腔炎患者等，均当慎食。

跟诊期间，柴师多次提及一例性早熟医案：患儿为 6 岁女童，因每日吃虾皮馅饺子导致乳房发育，经治疗好转后，再次食用，疾病复发（乳房发育）。且柴师多年临床观察发现，小虾皮兴阳之力要明显大于大虾和虾仁。故对幼儿，柴师不主张过多食用虾皮。

蟹

【别名】郭索、无肠公子、螃蟹、横行介士、毛蟹、稻蟹、方海、胜芳蟹、河蟹、淡水蟹、毛夹子、大闸蟹、方蟹。

【基原】为弓蟹科绒螯蟹属动物中华绒螯蟹和日本绒螯蟹的肉和内脏。

【性味归经】咸，寒。归肝、胃经。

【功能主治】清热散瘀，消肿解毒。用于湿热黄疸，产后瘀滞腹痛，筋骨损伤，痈肿疔毒，漆疮，烫伤。

【经典论述】

《神农本草经》：主胸中邪气热结痛，喎僻面肿败漆。

《名医别录》：解结散血，愈漆疮，养筋益气。

《食疗本草》：主散诸热，治胃气，理筋脉，消食。

《本草衍义》：此物极动风，体有风疾人，不可食。

《绍兴本草》：其肉与壳中黄，但食之发风，动痼疾。

《滇南本草》：产后肚疼，瘀血不下者，以酒食之。筋骨折伤者，生捣炒熏之。可解鳝鱼毒，治疟疾及黄胆，涂疥疮。滴耳内可医聋。

《雷公炮制药性解》：有微毒，不载经络。主散血破结，益气养筋，除胸热烦闷，捣涂漆疮。按：蟹者解也，故其用主散不主敛。过食令人伤脾吐泻，风疾食之再发，孕妇食之横生。

《本草经疏》：跌打损伤，血热瘀滞者宜之，若血因寒凝结，与夫脾胃寒滑，腹痛喜热恶寒之人，咸不宜服。

《本草新编》：夙疾人食之，其病复发。怀孕妇食下，令人横生。此物最不利人，而人最喜噬。然得此以解散胸热，亦有可取。若入药，则只用之于跌损之内也。

《本经逢原》：性专破血，故能续断绝筋骨。《本经》主胸中邪气热结痛，喎僻面肿，皆是瘀血为患。性能败漆，今人生捣治漆疮，涂火烫，皆取散血之意……妊娠忌食，以其性专逆水横行也。

《本草从新》：性寒伤中，败胃动风，大伤阴血。

【柴师论】

螃蟹为咸寒之品，易伤脾胃，自古便有螃蟹堕胎之说，对于妊娠患者，柴师嘱其禁食螃蟹。考虑环境污染因素，已有报道螃蟹体内的二噁英含量超标，故柴师不建议过多食用。

羊　肉

【基原】为牛科山羊属动物山羊或绵羊属动物绵羊的肉。

【性味归经】甘，热。归脾、胃、肾经。

【功能主治】温中暖肾，益气补虚。用于脾胃虚寒，食少反胃，虚

寒泻痢，腰膝酸软，阳痿，小便频数，寒疝，虚劳羸瘦，产后虚羸少气，
缺乳。

【经典论述】

《金匮要略》：有宿热者不可食之。

《名医别录》：主缓中，字乳余疾，及头脑大风汗出，虚劳寒冷，补中
益气，安心止惊。

《备急千金要方》：主暖中止痛，利产妇……暴下后不可食羊肉，成烦
热难解，还动利。六月勿食羊肉，伤人神气。

《新修本草》：热病差后食之，发热杀人。

《滇南本草》：产妇食之易生。又治风眩痰症，男子五劳七伤，小儿惊
痫癫搐。开胃健脾，食之神效。病患忌服，又能动风。

《医学入门》：素有痰火者食之，骨蒸杀人。

《雷公炮制药性解》：一切火证，咸宜忌之。

《本草分经》：属火，补虚劳益气力，开胃壮阳道，能发痼疾及疮。

《本草备要》：补虚劳，益气血，壮阳道，开胃健力，通气发疮。

《长沙药解》：羊肉淳浓温厚，暖肝脾而助生长，缓迫急而止疼痛，大
补温气之剂也。其诸主治，止带下，断崩中，疗反胃，治肠滑，暖脾胃，
起劳伤，消脚气，生乳汁，补产后诸虚。

《随息居饮食谱》：兼治虚冷劳伤，虚寒久疟。

《本草便读》：补血功优，壮阳道。治虚劳，发风力猛……羊肉味甘气
膻，性热无毒，入脾胃肝三经，以形补形，一切虚寒瘕疝腹中急痛等证，
皆可服食。然亦宜脾胃未衰，能于运化者，否则膻浊之物，油腻之品，反
为不美，且最能动风发毒。一切有外证有风毒者，不可用之。

《本草思辨录》：惟于五行咸具中，以得火土之气为尤多……羊肉温脾

缓中，而肝肾之虚寒，亦得其温补之益，故用之是证，最为切当。其必与归姜协力以成功者，羊肉能于阴中化阳，不能散阴中之寒邪，此归姜辛温之能事，谓为羊肉之前驱可也。

【柴师论】

柴师认为，羊肉性温燥，属兴阳动血之品，过多食用易导致阴血的耗伤，与女性"阴常不足"的生理特点相违。幼女多食易致相火启动，而出现性早熟；处于青春期及育龄期的女性则阳盛扰动血海，导致各种月经病的发生。至于妊娠期的女性，柴师建议禁食羊肉，避免热盛扰胎而致胎动不安。

但对于辨证为阳虚型卵巢早衰的患者，柴师认为可适当食用羊肉以助阳，但同样不宜多食。一方面，过多的温热之品可能导致肾水枯竭，另一方面，若虚不受补，难免助火而为邪，二者共同作用而加重病情。